国家卫生和计划生育委员会"十三五"规划教材

全国高等学校教材

U0644077

供康复治疗学专业用

康复医学概论

INTRODUCTION OF REHABILITATION MEDICINE

第**3**版

主　编　王宁华

副主编　陈　伟　郭　琪

编　者　（以姓氏笔画为序）

王　敏	蚌埠医学院第一附属医院	张丽华	佳木斯大学
王宁华	北京大学第一医院	陈　伟	徐州医科大学
王红星	南京医科大学	范建中	南方医科大学南方医院
王俊华	湖北医药学院附属太和医院	罗盛飞	天津市第五中心医院
田　洋	吉林省中医药科学院	姚黎清	昆明医科大学第二附属医院
韦　玲	山西中医学院第三中医院	徐智春	哈尔滨医科大学附属第五医院
李　奎	中山大学附属第三医院	郭　琪	天津医科大学
吴庆文	华北理工大学	黄力平	天津体育学院
张立新	中国医科大学附属盛京医院	傅照华	内蒙古包钢医院

人民卫生出版社

图书在版编目（CIP）数据

康复医学概论/王宁华主编. — 3 版. — 北京：
人民卫生出版社，2018
全国高等学校康复治疗专业第三轮规划教材
ISBN 978-7-117-25986-6

Ⅰ.①康…　Ⅱ.①王…　Ⅲ.①康复医学－高等学校－
教材　Ⅳ.①R49

中国版本图书馆 CIP 数据核字（2018）第 020626 号

人卫智网　www.ipmph.com　医学教育、学术、考试、健康，
　　　　　　　　　　　　　　购书智慧智能综合服务平台
人卫官网　www.pmph.com　人卫官方资讯发布平台

康复医学概论
第 3 版

主　　编：王宁华
出版发行：人民卫生出版社（中继线 010-59780011）
地　　址：北京市朝阳区潘家园南里 19 号
邮　　编：100021
E - mail：pmph @ pmph.com
购书热线：010-59787592　010-59787584　010-65264830
印　　刷：河北新华第一印刷有限责任公司
经　　销：新华书店
开　　本：850×1168　1/16　印张：10
字　　数：282 千字
版　　次：2008 年 1 月第 1 版　2018 年 3 月第 3 版
　　　　　2025 年 4 月第 3 版第 15 次印刷（总第 30 次印刷）
标准书号：ISBN 978-7-117-25986-6/R·25987
定　　价：38.00 元
打击盗版举报电话：010-59787491　E-mail：WQ @ pmph.com
（凡属印装质量问题请与本社市场营销中心联系退换）

全国高等学校康复治疗学专业第二轮规划教材于2013年出版，共17个品种，通过全国院校的广泛使用，在促进学科发展、规范专业教学及保证人才培养质量等方面，都起到了重要作用。

为深入贯彻教育部《国家中长期教育改革和发展规划纲要（2010—2020年）》和国家卫生和计划生育委员会《国家医药卫生中长期人才发展规划（2011—2020年）》文件精神，适应我国高等学校康复治疗学专业教育、教学改革与发展的需求，通过对康复治疗学专业第二轮规划教材使用情况和反馈意见的收集整理，经人民卫生出版社与全国高等学校康复治疗学专业第三届教材评审委员会研究决定，于2017年启动康复治疗学专业第三轮规划教材的修订工作。

经调研和论证，本轮教材新增《儿童康复学》和《老年康复学》。

康复治疗学专业第三轮规划教材的修订原则如下：

1. **坚持科学、统一的编写原则**　根据教育部培养目标、卫生计生部门行业要求、社会用人需求，在全国进行科学调研的基础上，充分论证本专业人才素质要求、学科体系构成、课程体系设计和教材体系规划后，制定科学、统一的编写原则。

2. **坚持必需、够用的原则**　根据专业培养目标，始终强调本科教材"三基""五性""三特定"的编写要求，进一步调整结构、精炼内容，满足培养康复治疗师的最基本需要。

3. **坚持紧密联系临床的原则**　强调康复理论体系和临床康复技能的培养，使学生毕业后能独立、正确处理与专业相关的康复常见实际问题。

4. **坚持教材创新发展的原则**　本轮教材采用了"融合教材"的编写模式，将纸质教材内容与数字资源内容相结合，教材使用者可以通过移动设备扫描纸质教材中的"二维码"获取更多的教材相关富媒体资源，包括教学课件、自测题、教学案例等。

5. **坚持教材立体化建设的原则**　从第二轮修订开始，尝试编写了服务于教学和考核的配套教材，本轮19种理论教材全部编写了配套《学习指导及习题集》，其中13种同时编写了配套《实训指导》，供教师授课、学生学习和复习参考。

第三轮康复治疗学专业规划教材适用于本科康复治疗学专业使用，理论教材共19种，计划于2018年秋季出版发行，全部数字资源内容也将同步上线。

希望全国广大院校在使用过程中提供宝贵意见，为完善教材体系、提高教材质量及第四轮规划教材的修订工作建言献策。

1. 功能解剖学（第3版）
   主编 汪华侨　　副主编 臧卫东 倪秀芹

2. 康复生理学（第3版）
   主编 王瑞元　　副主编 朱进霞 倪月秋

3. 人体发育学（第3版）
   主审 李晓捷　　主编 李 林 武丽杰　　副主编 陈 翔 曹建国

4. 人体运动学（第3版）
   主编 黄晓琳 敖丽娟　　副主编 潘燕霞 许 涛

5. 康复医学概论（第3版）
   主编 王宁华　　副主编 陈 伟 郭 琪

6. 康复功能评定学（第3版）
   主编 王玉龙　　副主编 高晓平 李雪萍 白玉龙

7. 物理治疗学（第3版）
   主编 燕铁斌　　副主编 姜贵云 吴 军 许建文

8. 作业治疗学（第3版）
   主编 窦祖林　　副主编 姜志梅 李奎成

9. 语言治疗学（第3版）
   主审 李胜利　　主编 陈卓铭　　副主编 王丽梅 张庆苏

10. 传统康复方法学（第3版）
    主编 陈立典　　副主编 唐 强 胡志俊 王瑞辉

11. 临床疾病概要（第 3 版）
    主编　周　蕾　副主编　许军英　范慧敏　王　嵘

12. 肌肉骨骼康复学（第 3 版）
    主编　岳寿伟　副主编　周谋望　马　超

13. 神经康复学（第 3 版）
    主编　倪朝民　副主编　胡昔权　梁庆成

14. 内外科疾病康复学（第 3 版）
    主编　何成奇　吴　毅　副主编　吴建贤　刘忠良　张锦明

15. 社区康复学（第 2 版）
    主编　王　刚　副主编　陈文华　黄国志　巩尊科

16. 临床康复工程学（第 2 版）
    主编　舒　彬

17. 康复心理学（第 2 版）
    主编　李　静　宋为群

18. 儿童康复学
    主编　李晓捷　副主编　唐久来　杜　青

19. 老年康复学
    主编　郑洁皎　副主编　桑德春　孙强三

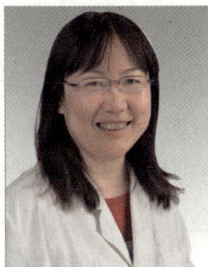

王宁华

　　北京大学第一医院康复医学科主任，主任医师、博士生导师。现担任中华医学会物理医学与康复分会副主任委员、中国医师协会住院医规范化培训专委会副主任委员、中国老年学会康复分会副会长、医学促进会康复分会副会长、北京康复医学会副会长、北京医学会副主任委员、中国康复医学会常委、国家卫计委康复医学专家委员会委员等职务。

　　负责并参与国家"863"计划、科技部、教育部、北京市科委重大项目、首都医学发展科研教等课题。参与了多项国际合作课题。具有3项专利和1项著作权。主编专著和教材有《康复医学概论》等10部，主译《脑卒中康复-优化运动技巧的练习与训练指南》《运动控制　原理与实践发表》等10部，以第一作者和责任作者发表的论著90余篇，参与了20余种书籍的编写。主编的《临床康复医学》获得北京市精品教材奖。现担任《中华物理医学与康复杂志》《中国康复医学杂志》《中国康复理论与实践》编委。

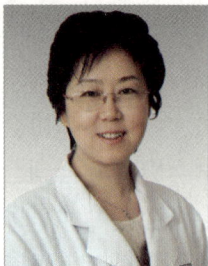

陈伟

　　主任医师，硕士生导师。徐州医科大学附属徐州康复医院副院长、徐州市中心医院康复医学科主任。中国康复医学会康复医学教育专委会常委、中国医师协会康复医师分会常委、江苏省医学会物理医学与康复学分会副主委、江苏省康复医学会副会长、江苏省康复医学会康复医学教育专委会副主委。从事康复医学研究生、本科及专科教学工作10余年，研究方向为脑血管病康复基础与临床研究，以及脏器病康复基础与临床研究。近五年，主持和参与省厅级课题2项、获省厅级科技进步奖3项及新技术引进二等奖1项，发表SCI论文8篇、核心期刊20余篇，参编专著2部、教材5部。

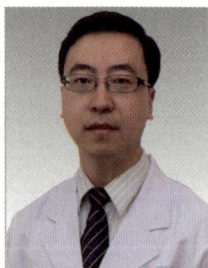

郭琪

　　教授，博士生导师。天津医科大学康复医学系副主任；泰达国际心血管病医院康复医学科主任。日本东北大学康复医学博士。长期从事生活方式疾病与老年性疾病的预防与康复诊疗相关的基础与临床应用性研究。担任中国医师学会肾脏康复专业委员会副主任委员；中国康复医学会呼吸康复专业委员会常委；中国心脏联盟心血管疾病预防与康复学会常委；中国抗衰老促进会慢病防控工作委员会常委；天津市康复医学会理事；心血管病委员会副主任委员等学术兼职。共主持科研项目10余项，出版书籍10余部，以第一作者和通讯作者发表论文40余篇（其中SCI论文20余篇）。

　　康复医学是一门新兴学科，其宗旨是最大限度地达到和维持个体最佳功能状态和独立生活能力，并回归社会。它是一门具有独立内涵、体系规范、医教研全面高度发展、社会需求不断增加、在医学领域举足轻重的临床学科，对其他各临床学科具有必不可少的完善和延续作用，尤其康复治疗的早期介入和康复团队服务模式，是将各种疾患导致的功能障碍降至最低限的保证。为适应康复团队中康复治疗师在我国日益增加的需求，近年来全国各大医学院校建立和实施了康复治疗师研究生、本科或专科的培养计划和相应的学位。

　　此次编写《康复医学概论》第 3 版是在第 2 版的基础上进行了修改和完善。全书分为十一章，将分别阐述康复医学的概念、内容、地位、作用、流程，并增加了康复概念最新进展。本书特别强调了残疾概念、功能障碍以及康复医学与临床医学关系，还介绍了与康复医学相关的重要内容，包括流行病学、医学伦理、科学研究等，对康复医学学科的设置及管理规范也在本书中予以说明。增加了康复医学实践的国家发展趋势和中国政府关于康复医学发展的相关政策文件等新内容。

　　本教材针对的是康复治疗学本科学生及康复治疗专业人员。本书编写过程中强调科学性、准确性和文字流畅性，同时采用举例或表格、图示增加可读性和易懂性，重要的概念及名词注明英文，同时紧密地结合我国教学及临床特点。第 3 版教材为融合教材，配有数字资源内容，扫描二维码可以观看和查阅更多相关内容，便于教师教学和学生学习，使教材进一步立体化。

　　参加本书编写的作者是全国各地医学院校的具有多年授课经验和临床经验的专家，大多编者还参与了以往康复医学教材的编写工作。在此，对他（她）们的辛勤劳动表示衷心感谢。

王宁华

2018 年 1 月

目录

10
第十章
康复医学科的设置和常用设备

11
第十一章
康复医学科诊疗工作常规

第一章

概述

第一节　康复概述

一、康复

1. **基本概念**　世界卫生组织（World Health Organization，WHO）将康复（rehabilitation）定义为"采取一切措施以减轻残疾带来的影响并使残疾人重返社会。""康复不仅是指残疾人适应周围的环境，还包括调整残疾人的周围环境和社会条件以利于他们重返社会。"因此，康复是综合协调地应用各种措施，以减少病、伤、残者的躯体、心理和社会的功能障碍，发挥病伤残者的最高潜能，使其能重返社会，提高生存质量。

2. **服务形式**　康复服务采取多学科团队方式，它是以康复医生作为团队领导，团队组成成员包括物理治疗师（physical therapist）、作业治疗师（occupational therapist，OT）、言语治疗师（speech therapist）、康复护士（rehabilitation nurse）、康复工程人员（rehabilitation engineering）、心理治疗师（psychologist）、社会工作者以及康复相关人员。康复团队采用的康复服务形式主要是针对残疾人的功能缺损，采取反复的、主动的和有教育意义的方法，积极解决残疾人的各种残疾问题。

3. **内涵与特点**　康复内涵与特点综合在图框1-1。康复的范畴包括康复医学（rehabilitation medicine）、康复工程（rehabilitation engineering）、教育康复（educational rehabilitation）、社会康复（social rehabilitation）、职业康复（vocational rehabilitation）等，这些方面共同构成了全面康复。康复的内容依赖于科学的康复评定结果，确立合适的康复近期和远期目标，制定针对性强、循序渐进的康复干预措施和方法，并不断适时地调整和修正。康复医学是采用医学的手段，通过物理疗法、作业疗法、语言疗法、心理疗法以及结合医学物理学、医学生物工程学、医疗心理学、神经生理学等医学治疗进展，为临床各类患者提供医疗服务。我国传统的针灸、推拿、按摩、气功等也将成为我国康复医疗的手段。

康复工程是应用现代工程学的原理和方法，研究残疾人全面康复中的工程技术问题，研究残疾人的能力障碍和社会的不利条件，通过假肢、矫形器、辅助器具以及环境改造等途径，以最大限度恢复、代偿或重建患者的躯体功能的治疗措施。

教育康复作为特殊教育的一部分，是按照教育对象的实际需要，制定教育方案，组织教育教学，实施个别训练，给予强化辅导。参与者大多为教育工作者，并了解康复知识。在这样的教育中，教育工作者注重的是融特殊教育、幼儿或成人教育以及早期干预内容方法为一体，形成特别的教育过程，对残疾人，如聋儿听力语言、心理问题等功能障碍的提高和达到重返社会的最终目的起着良好的促进和推动作用。

社会康复是残疾人全面康复的组成部分。它是指从社会的角度推进医疗康复、教育康复、职业康复等工作，动员社会各界、各种力量，为残疾人的生活、学习、工作和社会活动创造良好的社会环境，使他们能够平等参与社会生活并充分发挥个体的潜能，自强自立，享有与健全人同样的权利和尊严，并为社会履行职责，做出贡献。目前中国部分地区设立有社会康复院、社会康复科。例如中国康复研究中心为解决残疾患者康复治疗期间存在的家庭与社会问题而设置的社会康复职业科。其主要服务项目包括工伤的认定和处理，交通事故及其他意外伤害的赔偿建议，社区及居室的无障碍环境设计与改造，婚姻家庭关系调适，康复器材及残疾人用品用具的配备，职业康复咨询、评估与培训，家庭与社区康复指导等。该科采用了医务社会工作方法，以个案工作为主，结合社区康复，为残疾患者的全面康复和回归社会、重新参与社会生活创造条件。

职业康复是指采取各种适当手段，帮助伤残人士恢复健康和工作能力，以及料理自己生活的能力。是考虑到伤残者的身体能力，使其伤残后的潜能与再就业合理结合，即根据伤残者的具体情况帮助其就业，包括肢体、器官、智能的全面和部分恢复，以及职业培训。通过医疗康复和职业康复，达到重返工作岗位或合适的职业，恢复正常生活能力，参加社会活动的目的。它是在患者现有的生理康复和心理康复的水平下，训练和培养他的职业能力，使单纯的社会消费者变为对社会能有所贡献者，使他们融入社会人群中，而不是与社会疏离。

图框 1-1　康复（内涵、特点）

结构

康复服务包含一个多学科的团队，团队的主要任务是：

- 与每一位患者共同工作，实现共同的目标

- 参与教育患者及家庭的活动或教育

- 具有相关的知识和技能

- 能够解决每一位患者面临的共性问题

过程

康复是一反复的、主动的、有教育性的、能够解决患者残疾问题的过程。它包括：

- 康复评定：辨别患者问题的性质和程度，是制定康复计划的依据

- 目标设定

- 干预措施，包括影响康复进程改变的治疗方法和维持患者的生活质量及安全的支持方法

- 评价：重点是评估干预的效果

结果

康复最终目的是：

- 使患者最大可能地参与和重返社会

- 最大限度地减轻患者的疼痛和不良的精神状态

- 最大限度地减轻患者家庭和照顾者的抑郁和焦虑情绪

---

4. 效果　越来越多的科学研究证据证明了康复的有效性和积极正性效益。例如，20 世纪 90 年代末发表在新英格兰医学杂志的一项荟萃研究分析显示，脑卒中单元康复服务和治疗是非常有效的，可以降低发病率和死亡率，而不需要其他额外的医疗资源。更进一步的证据表明，这些康复效益还表

现在常规的康复实践和工作中，并且能够持续数年以上。荟萃研究分析研究的结果特别重要，因为它不仅科学地证明了康复的有效性，还能够有助于全面了解到康复内容和方式的重要特性，即康复团队之间的协调性、康复专业的科学性和康复专业知识对残疾人、家属和全社会的教育意义的重要性。科学研究在康复领域中的深入，也使康复得到了极大的发展。纵观康复科学研究方法和结论，体现在以下四个方面：首先，即使是一些低水平的干预方法都能够提供强有力、特殊的康复正性效果。正相性的线性数量关系证明了存在于康复干预方法的时间、强度等因素与康复后效果之间的线性关系中。例如，脑卒中后，每周针对患侧下肢的额外 2 ~ 3 小时的康复训练能够显著地改善其活动能力，但给予患侧上肢相同的训练量不能改善下肢的活动能力。但目前为止，还没有证据表明训练量应采用的最大值或最小值。其次，许多有力的证据显示了康复对经济、社会的效益，它可以很大程度上减轻患者、家庭和社会的负担。第三，一些证据建议康复提供医学信息和知识对残疾人也是非常有帮助的，并有利于其功能恢复和社会参与。最后，在康复领域中，特别是近年来应用随机、对照、双盲等高质量的康复研究方法获得的新发现和深入认识是康复发展的巨大前景。

二、康复医学

1. **基本概念** 康复医学（rehabilitation medicine）是具有独立的理论基础、功能测评方法、治疗技能和规范的医学应用学科，旨在加速人体伤病后的恢复进程，预防和/或减轻其后遗功能障碍程度，帮助病伤残者回归社会，提高其生存质量。

2. **基本原则** 康复医学基本原则强调的是疾病早期康复评定和康复训练与临床诊治同步进行，鼓励患者主动参与康复训练而不是被动地接受治疗。对于功能缺失无法或较难恢复的患者要进行功能重建，以康复医学特有的团队方式对患者进行多学科、多方面的综合评价和处理，实现康复最终目的即提高所有患者的生活质量并能重返社会。

3. **服务对象** 康复医学的服务对象为各种长期功能障碍的患者，包括残疾人、各种慢性病患者、老年人、急性病恢复期的患者及亚健康人群。这些功能障碍不仅与生理功能相关，还与社会、心理、职业等诸多因素有关。康复医学着眼于整体全面康复，并围绕三个层面上进行：①最大可能地减轻残疾；②训练残疾人获得新的技能和方法从而减轻残疾造成的功能障碍；③帮助残疾人改变环境，包括躯体内环境及社会外环境，从而将残疾造成的躯体、心理、社会等影响降到最低，提高生活质量。因而康复医学具有多学科性、广泛性、社会性，并充分体现了"生物-心理-社会"的医学模式。

4. **服务形式** 康复医学服务的形式是采用多学科和多专业合作的团队方式，包括：①学科间团队：指与康复医学密切相关的学科，如神经内科、神经外科、骨科、风湿科、心血管内科、心血管外科、内分泌科、老年医学科、儿科等。②学科内团队：指康复医学机构内部的多种专业，包括物理治疗师、作业治疗师、言语治疗师、假肢/矫形技师、康复护士、康复医师、运动医学医师、康复心理医师等。团队会议模式是传统的康复医疗工作方式。团队会议一般在康复医师的召集下，各专业和学科分别针对患者的功能障碍性质、部位、严重程度、发展趋势、预后、转归等提出近、中、远期的康复治疗对策和措施。

5. **核心与基础** 康复医学的核心是残疾、功能恢复以及预防。康复医学的基础依赖于临床医学的基础，如生理学、解剖学、病理学、人体发育与运动学等，并且在此基础上强调功能恢复的机制。康复医学的手段除应用药物等临床治疗外，还采用物理治疗、作业治疗、言语治疗、心理治疗、康复工程等。

6. **流程** 康复医学具有自身学科的特定服务流程（图 1-1）。

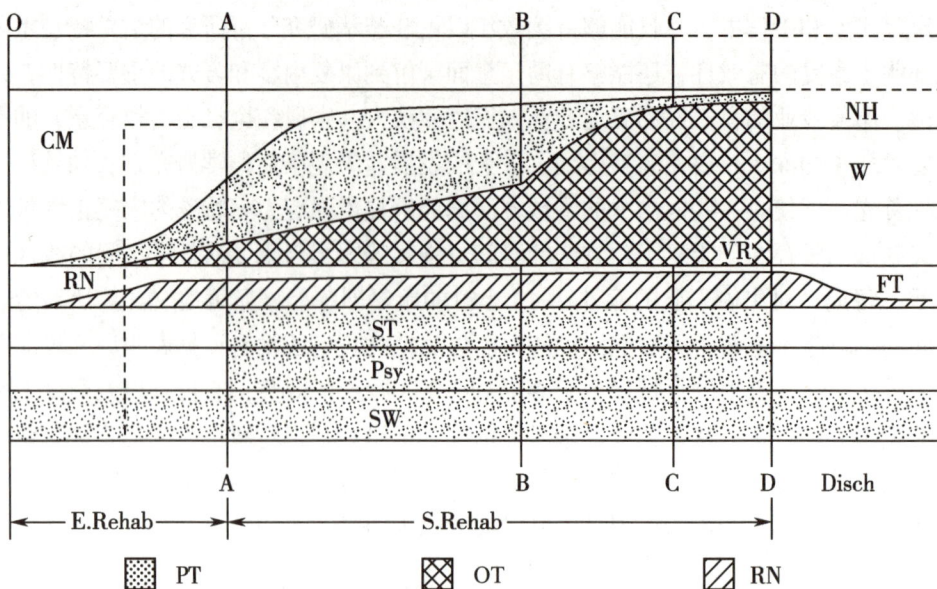

图 1-1 康复医学服务流程

PT：物理治疗；OT：作业治疗；ST：言语治疗；Psy：心理疗法；SW：社会服务；NH：休养所；W：重返工作；VR：职业康复；FT：家庭治疗；E.Rehab：早期康复；S.Rehab：系统康复；Disch：出院；CM：临床治疗医学

O：发病点；O～A：以临床治疗医学为主的急性期；A～D：为完善的康复阶段；B：综合医院康复科中的治疗常以此为终点；C：不含职业康复的康复中心的治疗常以此为终点；D：以后为出院后的去向

7. 康复医学与临床医学、预防医学、保健医学的关系　康复医学与临床医学的关联不仅在于康复过程中同时进行临床治疗和干预，而且临床治疗过程中需要康复的早期和积极介入。康复医学和临床医学特别是在疾病的急性期、亚急性期有着密切的联系和相互渗透。

康复医学强调针对残疾的三级预防。通过积极的措施和健康教育等预防疾病的发生，这是一级预防；在疾病发生后，通过积极的康复干预手段避免发生合并症、继发性功能障碍和残疾，这是二级预防；针对发生的严重的功能障碍和残疾，积极进行康复的治疗或功能替代等措施，提高其功能和生活质量，这是三级预防。康复医学与预防医学在上述内容上是一致的。

保健医学强调的是通过人们积极的健身和锻炼，从而提高机体抵抗疾病的能力和对外界环境的适应能力。这与康复医学强调的主动训练等康复措施是一致的。

第二节　康复医学发展史

一、康复与康复医学的形成与发展

康复医学作为一门新兴医学学科，诞生于 20 世纪 40 年代，迄今只有 70 余年的历史。然而其基本的组成内容——康复治疗的各种手段，在古代就已萌芽，古代的中国与外国、东方与西方都曾使用过一些简单的康复疗法。从世界范围看，康复医学发展的历程大致可分为以下四个历史时期。

1. 萌芽期（1910 年以前） 在公元前，人们已经认识到一些自然因子能用来治疗疾病，例如，温泉、日光、砭针、磁石、按摩、健身运动等方法分别可以用来治疗风湿、慢性疼痛、劳损等疾病。中国古代武术是早已为世界公认的运动疗法。现代康复医学中的放松疗法的起源和发展也深受我国古代气功——坐禅的影响。由汉末名医华佗模仿虎、鹿、熊、猿、鸟五种动物的动态编成的"五禽戏"，用以治疗疾病、健身延年，对后世也有较大影响。此外，《吕氏春秋·古乐篇》《庄子·刻意篇》《内经》《诸病源候论》《金匮要略》《温泉赋》等均载有不少康复医学的内容。在国外，从古希腊开始就有了关于运动治病的记载。16 世纪西方文艺复兴时期，已有人提出，运动可以单纯为运动，也可以作为工作。为某种需要而运动，这是最早期的作业疗法。到了 19 世纪末，随着物理学的发展，一些物理因子（光、电、磁等）在一些西方工业国家的医学界开始应用。

在此阶段，初期的运动疗法、作业疗法、电疗法和光疗法开始萌芽，残疾者的职业培训、聋人与盲人的特殊教育、精神障碍患者的心理治疗、患者的社会服务等工作亦已开始。由于历史条件的限制，萌芽期的运动疗法、作业疗法、电疗法和光疗等主要作为临床治疗学内容的一部分，很少被用来作为改善某种功能的措施。此阶段的主要治疗对象为风湿性疾病患者、轻型外伤后遗症患者、聋人与盲人（特殊教育如应用盲文、手语）等。

2. 形成期（1910—1945 年） 从 1910 年开始，康复（rehabilitation）一词才开始正式应用在残疾者身上。1917 年美国陆军成立了身体功能重建部和康复部，这成为最早的康复机构。1942 年，在美国纽约召开的全美康复会上给康复下了第一个著名的定义。在此期间，由于第一次与第二次世界大战后的战伤、截肢、脊髓和周围神经损伤，加上 20 世纪 20 年代至 30 年代的脊髓灰质炎的流行，医学上所需面对的各种功能障碍的问题越来越引起人们的重视，在康复评定方面出现了手法肌力检查等方法，在治疗方面出现了增强肌力的运动疗法、代偿和矫正肢体功能的假肢和矫形器等。随着物理治疗、作业治疗的形成，电诊断应用、言语障碍的评定和治疗、文娱治疗等方法亦增添到康复治疗中来。由此，一门新的、跨学科的专业逐渐应运而生，也标志着人们在医学观念上的进步，从只关注器官与系统变化，到对患者局部和整体功能的恢复与提高。

在此阶段，主要面对的病种有骨折、截肢、脊髓损伤、脊髓灰质炎后遗症、周围神经损伤、脑卒中后偏瘫、小儿脑瘫等。第二次世界大战后遗的伤残，又进一步促进了社会对康复医学重要性的认识，从而更加有力地促进了康复医学的形成。

3. 确立期（1946—1970 年） 1946 年，被尊称为美国康复医学之父的 Howard A.Rusk 博士将第二次世界大战时试行康复治疗的经验，运用到和平时期，开始在综合医院设立康复医学科，推行康复治疗。此时的康复治疗已初步贯彻全面康复的原则，即重视身体上和心理上的康复，进行手术后或伤病恢复期早期活动的功能训练。1948 年，世界卫生组织在其章程中明确提出"健康"的新概念，即"健康是指身体上、心理上和社会生活上处于完全良好的状态，而不仅仅是没有疾病或衰弱"。这一概念强调了全面的健康理念，是康复医学理论基础的一个组成部分。之后，康复医学观念和原则逐步为医学界所认识，从 1949 年起美国住院医师的专科培训增加了康复医学这一学科。同年，美国物理医学会改名为美国物理医学与康复学会。1950 年，国际物理医学与康复学会成立。在此期间，随着科学技术的进步和经济的发展，康复医学作为一门新兴学科迅速成长以回应社会的需求。在学科本身，系统的理论和特有的技术使之已能成为一个独立的学科屹立在学科之林。1958 年，Rusk 博士主编的重要教科书《康复医学》正式面世。这是康复医学专业第一本权威性的经典著作，是一本系统的、完整的教材，内容丰富，包括康复医学的基本理论、康复评定方法、各种康复治疗（物理治疗、作业治疗、语言治疗、假肢及矫形器装配使用、心理治疗），以及各种常见损伤、疾病的康复治疗。

该书多次再版，受到全世界康复医学界推崇。对康复医学人才的培养、学科知识普及以及临床康复治疗的指导，都发挥了重要的作用。同年，世界卫生组织专家委员会注意到康复医学作为一门新学科已越来越显示出它的一些特性，并指出，康复医学研究多种残障的康复问题，从外伤所致的截瘫、颅脑损伤，到非外伤性的神经系统残障如脑性瘫痪，以至视力、听力、言语残疾等等；又指出康复是一个复杂过程，需要几个相关专业的治疗人员组成协作组，各自使用本专业技术协同地进行康复治疗，才能收到最好的效果。

本阶段的特点是康复医学的概念得以确立，康复医学成为医学领域中一门独立的学科，在教育、职业、社会等康复领域中也形成了制度的、科学的、技术的体系，各部门、领域间的配合协作进入了轨道，并有了国际交流。这些都标志着康复医学已臻成熟，并走向世界，逐步得到世界人民和医学界的公认。

4. 发展期（1970 年以后） 1970 年以后，世界各国的医疗、教育都有了较快的发展。在医疗方面，一些先进的国家，康复病床的数量及从事康复治疗的专业人员都已具有一定的规模。不少康复中心和康复科已因成绩显著而闻名于世，如由 Rusk 博士建立的美国纽约大学康复医学研究所（institute of rehabilitation medicine，IRM），成为世界著名的康复医学中心和康复专业人才培训基地。1982 年，康复医学学科建设在占世界人口数量四分之一的中国开始启动。5 月，Rusk 博士率"世界康复基金会代表团"访问中国并讲学，介绍康复医学基本理论和方法，促进了康复医学在中国的发展。之后的两次国际康复医学学术交流大会，不仅介绍了大量康复医学临床研究的成果，而且展示了在康复医学的基础方面所作的大量研究。这一切再次验证了康复医学作为一门成熟的学科所显示的水平和影响，以及在学术上和技术上所取得的进步。

在这一时期，康复医学学科体系已较完整地确立起来，康复医学的分科已经形成，如儿科康复学、神经科康复学等。以脑血管病的治疗为例，世界各国正在建立一种"康复网络"，即以"急诊医院＋康复专科医院（康复中心）中的机构康复＋社区康复"为特征的康复网络。康复医学被认为对改善患者的独立生活能力、提高生活质量有独特的作用。康复医学服务已在世界不少国家成为基本医疗服务内容之一。康复医学的理论和原则对保健学、预防学和治疗学发生着影响，对其他临床治疗医学学科也具有相互渗透的作用。随着计算机技术、工程技术和行为医学向康复医学介入，康复医学的新领域如信息康复学、康复工程学、心理 - 社会康复学也正在兴起和发展。

现代康复医学被引入我国是在 20 世纪 80 年代，1983 年成立了中国康复医学会，标志着我国康复医学学科的正式形成。1996 年卫生部要求综合医院建立康复医学科，作为临床二级学科，明确了学科的定位。21 世纪，我国的康复医学飞速发展，国务院 2009 年发布《国务院关于深化医药卫生体制改革意见》提出预防、治疗、康复三结合的方针；2010 年康复治疗正式纳入国家医保的范畴；2011 年实施康复医疗服务体系建设，颁布综合医院康复医学科基本标准和管理指南；2012 年颁布康复医院建设基本标准；2015 年《全国医疗卫生服务体系规划纲要》强调实施分层级诊疗、分阶段康复，各地新型康复医疗机构不断涌现。2014—2016 年，我国学者担任了国际物理医学与康复医学学会主席，也是首位华人在国际学会担任主席，标志着我国康复医学全面走向国际，并在国际学术上占有重要地位。

二、 康复医学发展基础

1. 现代临床治疗医学发展的必然 回顾现代康复医学发展的半个多世纪的历史，我们可以清楚地看到康复医学这门新兴学科，从无到有，从小到大，已有了蓬勃的发展。康复医学作为医学科学的一个分支的出现与发展是医学发展到现代的一个必然产物。

随着现代临床治疗医学水平的不断提高，临床急救医学的迅速发展，外科医师对众多的重症损伤进行成功抢救，内科医师也抢救了大量濒于死亡的患者，造成慢性病患者、残疾人、老年患者增多，但运动障碍、认知障碍、言语障碍、社交障碍、心理障碍、疼痛等各种各样的后遗症却造成患者生活无法自理，生活质量严重降低。人类对医学服务提出一个新的问题和新的要求，也就是如何应用医学的方法、手段来进一步改善这些功能障碍，提高患者的生活质量。应用物理治疗、作业治疗、语言治疗、心理治疗、康复工程等积极的康复措施也就是应用康复医学来帮助患者，可以让"幸存"的患者真正"幸福地生存"下去，康复医学这一新的历史时期产生的新生事物的发展便成为必然，这也再次印证了新生事物必然发展的客观规律。

2. **科技发展提供机会** 许多年来，康复医学一直被认为是一种经验医学。而如今，随着社会的进步、科技的发展和研究方法的改善，康复医学正在从经验医学向循证医学的方向发展。计算机技术的发展为康复医学数据系统的开发利用构建了良好的平台，保证了一些多中心、大样本的随机对照研究可以得出科学的结论。计算机断层扫描（CT）、磁共振（MRI）、功能性磁共振（fMRI）、正电子发射断层摄影（PET）等非创伤性神经影像学技术的出现为研究康复过程中脑功能的恢复提供了先进的检测手段，促进了康复医学临床研究的发展。膜片钳技术、场电位记录技术、免疫组织化学技术、RNA干扰技术、蛋白质组学技术等先进研究技术的发展促进了康复医学基础研究的深入开展，如脑的可塑性研究为脑血管病的康复医疗奠定了扎实的、科学的理论基础，使得康复医学的科学证据越来越充分。工程技术、自动化技术等高新技术与现代康复医学的结合促进了康复工程的发展：截瘫患者可以借助计算机辅助的功能性电刺激装置"行走"；人工关节置换术后通过康复训练可以恢复下肢的运动功能；截肢后的现代肌电假肢几乎可以达到以假乱真的地步。现代社会飞速发展的高科技确实为康复医学的发展提供了宝贵的机会，各种高新技术的广泛运用，使过去的一些幻想变成了现实。

3. **生产力与经济发展构建基础** 随着人类社会生产力的不断提高，社会财富日益增多，使得医疗投入的日益增加成为可能。各国政府对人民健康的重视程度逐步提高，社会保障体系正在逐渐完善，各种医疗保险制度也日益健全。从世界范围来看，以美国为例，它有着全世界最发达的医疗保健体制，支撑它的是美国社会各界对医疗的巨大投入。2013年美国人均医疗费用9255美元，在政府经常性项目支出中，卫生支出占比由2007年的19.9%逐年上升为2014年的22.6%，财政卫生支出也相应的由9058亿美元增至13 105亿美元。联邦医疗保险和救助总局2015年发布报告指出，2014—2024年之间，预计每年美国医疗卫生支出增长5.8%，比GDP增速高1.1个百分点。包括医疗保健在内的社会保障项目已经成为美国联邦政府第二大财政支出项目。从国内来看，我国已经建立了适应社会主义市场经济要求的基本医疗保险、补充医疗保险、公费医疗和商业医疗保险等多种形式的城镇职工医疗保障体系。部分康复治疗项目也已经纳入国家医保范畴，国家用于医疗的投入不断增加。同时，政府投入专项资金用于康复治疗人才的培养和学专科的建设等。政府投入的加大、相应政策的支持、社会保障体系的日益完善，为各级康复机构的建立、康复人才培训的开展、康复治疗设备的购置等构建了基础，使得近几年康复医学进入了飞速发展的阶段。

三、世界卫生组织最新残疾与康复报告

2011年12月6日，中国残疾人联合会与世界卫生组织、世界银行6日在北京共同举办《世界残疾报告》及《社区康复指南》中国发布会。《世界残疾报告》和《社区康复指南》是为了配合联合国《残疾人权利公约》在各国实施，由世界卫生组织会同世界银行以及国际劳工组织、联合国教科文组

织共同发布的。在世界总人口中，大约 15% 的人有某种形式的残疾，其中 2%~4% 的人面临严重的功能性障碍。在 20 世纪 70 年代，世界卫生组织估计，全球残疾率约为 10%，而最新的估计高于此数。造成全球残疾率（估计数）上升的原因是，人口老龄化和慢性疾病迅速蔓延，以及残疾衡量方法的改进。

世界卫生组织/世界银行联合撰写的首份《世界残疾报告》审查了关于世界各地残疾人状况的证据。报告首先介绍了残疾情况和残疾衡量方法，然后专章阐述了健康、康复、协助和支持、创造有利环境、教育以及就业等专题。每一章论述了所面临的障碍，并进行了案例研究，表明一些国家如何通过推广良好做法成功地克服了这些障碍。报告最后一章提出了九项具体的政策和行动建议，如果落实这些建议，即可切实改善残疾人的生活。

第三节 康复医学的内容

康复医学的主要内容包括康复基础学、康复评定、康复治疗学、临床康复、社区康复。

一、康复基础学

康复基础学是指康复医学的理论基础，重点是与康复功能训练，特别是主动功能训练有关的解剖学、生理学、人体发育及运动学，以及与患者生活和社会活动密切相关的环境改造学。

解剖学是研究正常人体形态结构的科学。可分为系统解剖学和局部解剖学。系统解剖学是按人体功能系统分别研究各个器官的形态结构，所涉及的康复基础包括运动系统（运动生物力学、运动生化以及制动对机体的影响）、神经系统、循环系统、呼吸系统、内分泌系统、泌尿生殖系统等。局部解剖学是研究人体各局部器官的形态结构。

生理学是一门研究生物体功能活动规律的科学。它是研究生命活动的新陈代谢、生物体对外界环境变化的反应及兴奋性和生殖。它是探讨人体功能活动的调节方式：神经调节、体液调节和自身调节，以及发生功能变化时的反馈调节。

人体发育与运动学是一门研究正常人体各器官的组织结构，以及运动功能等发育的科学。

二、康复功能评定学

康复功能评定学是指在临床检查的基础上，对病伤残者的功能状况及其水平进行客观、定性和/或定量的描述，并对结果作出合理解释的过程，又称为功能评定。康复功能评定的目的是制定对应的康复目标。康复最终目标是使患者生活尽最大可能的独立，改善生活质量，减少个人，以及对家庭、社会的负担。制定康复目标时，遵循 SMART 原则，即特异性（specific）、可测性（measurable）、可获得性（achievable）、相关性（relevant）和时间性（time limited）。康复功能评定是客观地、系统地对个体功能水平进行评定，主要包括：①运动功能评定，如肌力、肌张力、关节活动范围、步态分析、平衡与协调功能、感觉功能、心肺运动试验等评定。②生物力学评定。③日常生活活动能力与社会功能评定，包括日常生活活动能力评定和生活质量评定。④脑高级功能评定，包括言语功能评定、吞咽功能评定、心理功能评定等。⑤神经生理功能检查，如肌电图、诱发电位、低频电诊断等。⑥康复医学科特殊问题的评定，如压疮、疼痛、二便和性功能等的评定。⑦环境评定。⑧就业前评定。康复功能评定能够使"诊断"更精确、更细化，并将功能水平数量化，从而制定有效、适合的康复治疗计划。

三、 康复治疗学

康复治疗可定义为主动的、动态的过程，是帮助残疾人获得知识和技能，最大程度获得躯体、精神和社会的功能。康复治疗是最大可能地增加功能能力，将残疾与残障降低到最低程度，从而促进活动能力和参与能力。康复采取的主要方法包括三个基本方面：减轻残疾的方法；设计获得新的技能和决策能力，从而减少残疾影响的方法；帮助改变环境，使残疾人适应环境，将导致残障的可能降到最低的方法。康复治疗学分类包括：

1. **物理治疗（physiotherapy，physical therapy，PT）** 包括物理因子疗法（非力学方法）和运动疗法（力学方法）。物理因子疗法是使用电、光、声、磁、水、蜡等物理因子治疗，对减轻炎症、缓解疼痛、改善肌肉瘫痪、抑制痉挛、防止瘢痕的增生以及促进局部血液循环障碍等均有较好效果；近年来，经皮神经电刺激（transcutaneous electrical nerve stimulation，TENS），功能性电刺激（functional electrical stimulation，FES）和生物反馈疗法（biofeedback，BF）在镇痛、恢复和代偿肢体脏器功能等方面的应用日益广泛。运动疗法强调力的应用，是通过手法操作、医疗体操以及器械锻炼等，采用主动（为主）和/或被动运动的方式达到改善或代偿躯体或脏器功能的治疗方法。如肢体瘫痪后通过运动训练将不正常的运动模式转变为正常或接近正常的模式，增强对肢体运动的控制能力及运动耐力，改善运动协调性和平衡等。运动疗法也有利于预防和治疗肌肉萎缩、关节僵硬、骨质疏松、局部或全身畸形等并发症。物理治疗的主要作用是最大可能减低残疾的发生与程度。在促进功能恢复与重建的临床实际工作中，运动疗法、手法治疗有运用更多的趋势。

2. **作业治疗（occupational therapy，OT）** 作业疗法是针对病伤残者的功能障碍，指导参与选择性、功能性动的治疗方法。目的是减轻残疾，保持健康，增强患者参与社会、适应环境、创造生活的能力。有效的作业治疗需要患者主动地参与选择性活动，以达到有目的地利用时间、精力进行日常生活活动、工作和娱乐。在患者进行选择性活动的过程中，达到身体功能、心理社会功能和生活能力的康复。选择性活动不仅包括那些可以达到治疗目标的活动，而且包括那些对患者适应环境和适应工作有帮助的活动。具体来说，作业治疗是在人体工效学（ergonomics）和职业功能测试（vocational assessment）的基础上，给予认知训练（cognitive training），感觉综合治疗（sensory integration），矫形（orthotics）、自助具（aids）的制作，压力治疗（pressure therapy），缅怀治疗（reminiscence therapy）与心理辅导（psychosocial counselling），家居测试，康复环境设计及改造，社区及家庭生活技能训练等。作业治疗的主要目的是学习和获得新的技能、提高日常生活活动能力，利用环境改造以达到减轻残疾，增加活动能力与参与能力，提高生活质量的目的。

3. **言语治疗（speech therapy，ST）** 是针对脑卒中、颅脑外伤后、小儿脑瘫、头颈部肿瘤以及一些先天缺陷的患者的交流能力障碍，从而进行言语或语言矫治的方法。常见的交流能力障碍包括语言的理解、表达和学习获得的障碍，如失语症、语言发育迟缓；以及口语的发音障碍，如构音障碍、口吃等。通过评定，鉴别言语（如构音异常、言语异常或流畅度异常等）或语言障碍（如失语症）的类型，给予针对性的练习，如发音器官练习、构音结构练习、单音刺激、物品命名练习、读字练习、情景会话练习等方法，恢复或改善患者的交流能力。针对重度患者，可依据其语言和非语言水平进行言语代偿交流方法的训练，如交流板、交流册和电脑等增强交流能力。

近年来，康复医学界越来越重视神经系统损伤后导致的吞咽功能障碍。针对吞咽障碍的康复评定和康复治疗不断在探索和完善中。临床检查内容包括口腔、咽喉和食管的运动能力以及饮水试验等功能状况。X线造影录像（VF）应该是较为客观、准确的检查方法。在评定的基础上，对患者进行针对性的直接或间接的口腔、面部等运动能力的训练，以及摄食训练和摄食-吞咽障碍的综合训练。

4. 心理治疗（psychological therapy） 是通过观察、谈话、实验和心理测验法（智力、人格、神经心理等）对患者的心理异常进行诊断，采用精神支持疗法、暗示疗法、催眠疗法、行为疗法、脱敏疗法、放松疗法、音乐疗法和心理咨询等对患者进行治疗，使患者以积极、主动的态度参与康复治疗、家庭和社会生活。患者的精神和心理因素可以影响其整体功能的恢复程度，甚至影响预后和生活质量，康复医学专业人员应重视每一位个体的心理评定和治疗。

5. 文体治疗（recreational therapy，RT） 选择患者力所能及的一些文娱、体育活动，对患者进行功能恢复训练，一方面恢复其功能，另一方面使患者得到娱乐，锻炼身体以及参与集体活动。

6. 中国传统治疗（traditional Chinese medicine） 中国传统治疗包括太极拳、针灸、气功、推拿等。这些治疗方法在调整机体整体功能、疼痛处理与控制、身体平衡和协调功能改善，以及运动养生和饮食养生等方面具有独特的作用。综合应用中国传统治疗与康复训练能进一步提高患者的功能。中西医结合的康复治疗方法在全球范围内越来越受到重视和推崇。特别是近年来科学研究人员应用西医的科学实验方法逐步证明了中国传统治疗临床应用的有效性和安全性，有力地推动了其发展和进一步在康复医学中的使用。

7. 康复护理（rehabilitation nursing） 临床护理是实施早期康复的场所，也是决定患者康复成功与否的关键组成部分，如果患者的功能未能很好地发挥，不能正常地生活和工作，这就意味着护理工作还没有结束。康复护理工作中，康复护士起着重要作用。康复护士应该理解和熟悉康复医学的基本概念，主要内容和技能，并使之渗透到整体的护理工作中，使康复的观念和基本技术成为整体护理工作的一部分。

康复护理是促进患者在其生活环境中获得最高的功能水平的一个动态过程。康复护理人员是康复对象的照护者、早期康复的执行者、将康复治疗转移到日常生活中的督促者、对患者存在问题的协调者和健康教育者。如在病房中为防止肌肉萎缩和关节僵硬而鼓励患者早期进行肢体活动，鼓励患者利用自助具（aids）进食、穿衣、梳饰、排泄等。康复护理特别是要为患者提供良好的康复环境及有益的活动，避免并发症和继发残疾，创造和利用各种条件将功能训练内容与日常生活活动相结合，提高患者的生活自理能力等，发挥积极的作用。

8. 康复工程学（rehabilitation engineering） 是应用现代工程学的原理和方法，研究残疾人全面康复中的工程技术问题，研究残疾人的能力障碍和社会的不利条件，通过假肢、矫形器、辅助具以及环境改造等途径，以最大限度恢复、代偿或重建患者的躯体功能的治疗措施，是重要的康复手段之一。特别是对于一般治疗方法效果不理想的身体器官缺损和功能障碍者，它是一种主要、有时候甚至为唯一的治疗手段。假肢学和矫形学（prosthetics & orthotics）属于康复工程范畴，是跨临床医学、生物医学、生物力学、机械工程等多门学科的边缘学科。假肢是使截肢（amputation）者重新获得功能和正常外表形象的装置，是为弥补截肢者肢体缺损而制造装配的人工肢体。矫形器是在人体生物力学的基础上，作用于人体四肢或躯干，以预防、矫正肢体畸形，治疗骨、关节、神经和肌肉疾病及功能代偿的体外装置，它是利用矫形器治疗疾病和训练患者功能的学科及技术，在康复医学领域占有十分重要的地位。

四、 临床康复学

各临床学科的系统疾病在所有阶段中，都应有康复的介入。康复介入得越早，结局越好。目前形成多个临床康复亚专业，如肌肉骨骼康复学、神经康复学、内外科疾患康复学等。

1. 肌肉骨骼康复是研究人体肌肉骨骼疾病的临床处理、功能评定和康复治疗的专业。涉及的主要疾病包括骨折、运动创伤、截肢、关节置换术、骨关节炎、类风湿性关节炎、颈椎病、腰痛、脊柱侧弯、骨质疏松、软组织损伤和烧伤等。

2. 神经康复是研究人体周围和中枢神经系统疾病的临床特点、功能评定、康复治疗和功能结局的专业。颅脑损害的疾病包括脑卒中、脑外伤、脑性瘫痪、多发性硬化、帕金森病、阿尔茨海默病等。脊髓损害的疾病包括脊髓损伤、脊髓炎等。周围神经损害的疾病包括脊神经病变、神经丛和神经干损伤等。

3. 内外科疾患康复是研究内科系统疾病，如心肺疾病、原发性高血压、糖尿病、肿瘤等；外科系统疾病，如下肢静脉曲张、乳腺炎、前列腺炎等临床特点、康复评定和治疗。

五、 社区康复

1981 年 WHO 定义社区康复（community-based rehabilitation，CBR）是"在社区的层次上采取的康复措施，这些措施是利用和依靠社区的人力资源而进行的，包括依靠有残损、残疾、残障的人员本身，以及他们的家庭和社会。"社区康复是 WHO 在 20 世纪 70 年代所倡导的一种行之有效的康复服务形式。CBR 确保残疾人能充分发挥其身心能力，能够获得正常的服务与机会，能够完全融入所在社区与社会之中。CBR 强调的是充分利用社区资源，鼓励病、伤、残者及其家庭的积极参与，使病、伤、残者及其家庭受益。社区康复计划必须包括转介服务部分。一些康复技术由上级机构（机构康复，Institution based rehabilitation，IBR）指导；而一些难于在社区解决的困难问题，又必须向上级机构转送。这种上下转介系统是 CBR 的重要内容。CBR 就是在社区的范围内，依靠社区的行政领导和群众组织，依靠社区人力、物力、信息和技术，在基层条件下，以简便实用的方式向残疾人提供全面康复服务。CBR 的优点就是服务面广、实用易行、方便快捷、费用低，有利于残疾人回归家庭和社会，应大力推广，以解决大部分残疾人的康复问题。

IBR 与 CBR 是相辅相成的。没有 IBR，则缺乏 CBR 人员培训基地，复杂疑难的康复问题得不到解决；没有 CBR，则广大残疾人不能受益，失去康复的意义。因此，当前我国既要进一步落实二、三级综合医院要建立康复医学科的要求，又要大力发展 CBR，才能实现残疾人"人人享有康复服务"的目标。

社区康复与社会康复概念是不同的。社会康复是残疾人全面康复的组成部分。它是指从社会的角度推进康复医学、教育康复、职业康复等工作，动员社会各界、各种力量，为残疾人的生活、学习、工作和社会活动创造良好的社会环境，使他们能够享有与健全人同样的权利和尊严，平等参与社会生活并充分发挥自己的潜能，自强自立，为社会履行职责，作出贡献。社区康复是与医院康复相并行的一种康复途径，每一途径的工作都包括医疗、教育、职业、社会四大方面，即遵循全面康复的原则。

六、 康复医学实践的国际发展趋势

1. **国际交流计划** 由国际交流委员会积极倡导的国际物理医学与康复医学交流计划近年来在全

球范围内的推广和实施，无论在康复实践还是人文价值观上都对全球卫生健康产生了重大影响。国际全球交流计划不仅促进了不同国家间康复信息、知识和专业技术的分享与探讨，同时还增强了对世界各国人民的人文关怀，拓宽了康复研究范围和合作远景，促进更多、更新的康复科学的发现与创新。国际交流委员会为不同康复专业人员服务，并且促进教育、科研和人道主义转换方面的国际合作计划。核心团队包括康复专业高级医学生、康复住院医师、在职主治医师、康复治疗师、康复医学专职教师、康复医学研究者等。

2. **国际康复组织**　随着康复医学的发展，世界各国的同仁们组织起来加入国际组织、会议及课程等。国际物理医学联盟于1950年创立，作为现存的国家团体联盟，随后更名为世界物理医学与康复联盟。1968年，为了给不属于国家团体的康复从业人员提供专业的社会机构，创立了国际康复医学学会。此后，世界物理医学与康复联盟与国际康复医学学会合并为国际物理医学与康复医学学会（ISPRM），首届ISPRM国际大会于2001年在荷兰的阿姆斯特丹举行。最近的一次ISPRM国际大会于2017年在阿根廷布宜诺斯艾利斯举行。

3. **国际康复医学杂志**　多年来，康复医学工作者努力将其观点、工作和科研成果发表在国内或国际物理医学与康复医学杂志上。杂志主题包括康复研究、康复治疗与技术、物理治疗、作业治疗、言语治疗、辅助技术、生物工程、康复护理等等。

较高影响因子的康复期刊分别为：神经康复和神经修复（*Neurological rehabilitation and Neural Repair*），康复医学杂志（*Journal of Rehabilitation Medicine*），物理医学与康复学文献（*Archives of Physical Medicine and Rehabilitation*），临床康复（*Clinical Rehabilitation*），美国物理医学与康复杂志（*American Journal of Physical Medicine and Rehabilitation*），脑外伤、残疾和康复（*Brain injury, Disability and Rehabilitation*），康复医学研究国际杂志（*International Journal of Rehabilitation Research*）等。

全球康复医学正在发生着巨大而快速的变化，ISPRM的国际交流项目、区域性和国际性会议，国际物理医学与康复学杂志，对于统一概念和术语的建立和理解，新康复医学体系的建立，以及稳固和加强新体系的策略方针均作出了重要的贡献。不同区域报告展示了全球化康复医学正在迎来美好的曙光和未来。

第四节　康复效益

一、康复医学的功能效益

近50年来，现代医学成绩斐然，药物及手术从危重病症中拯救了无数生命，然而也留下了日渐增多的慢性伤残患者。伤病的治愈会带来一定程度的功能自然恢复，但就他们还继续保存的能力而言，有相当高的比例未能恢复到最佳的功能水平。这时的药物和手术治疗都不能很好地改善这种功能障碍。根据广泛抽样调查，估计这类伤残者约占总人口的5%～10%。他们仍然会不同程度地存在功能障碍，并影响伤病的治愈，最终影响到患者的生活质量。随着社会的发展和经济生活水平的提高，患者对医疗的要求已不满足于以往的伤病的临床治愈，进一步提出要求功能的改善与恢复以及生活质量的提高。康复医学正是适应了这种需要。康复医学医疗服务的最终目的就是满足人民群众得到优质、高效、方便的康复医疗服务需求，也就是合理利用有限的条件，最大程度地提高康复医学医疗服务的水平，改善患者的功能，提高他们的生活质量。康复医疗的效益首先是解决临床治疗医学难以解决的问题，包括长期的功能障碍或丧失。例如对于完全性脊髓损伤患者，康复医疗采用矫形器使患者改善或恢复步行能力，采用轮椅训练使患者行进较长的距离和适应较复杂的地形，采用作业治疗方法使患者恢复生活自理能力，采用心理治疗手段恢复患者的自信心和自立能力。例如对于脑卒中患者，早期的康复介入，使脑卒中患者功能恢复的疗效明显提高。规范的三级康复治疗能有效地改善脑卒中患者的运动功能、认知功能，促进患者的神经功能的恢复，提高患者生活质量，大大降低其致残程度。大力推进脑卒中的二级预防和康复，则可以有效降低致残程度和复发比例。可见，科学的康复治疗通过合理的康复手段，可帮助患者增强自身抵抗力和免疫力，避免各种并发症和后遗症，增强战胜伤病的信心，不但有利于原发伤病的好转，而且在功能障碍的改善与恢复方面也远比自然恢复要好得多。随着医学科学的发展及卫生事业的进步，帮助伤病患者达到理想的功能康复，将作为衡量医疗保健工作水平的指标之一。因而要求社会为此提供各种条件，来帮助伤病患者以最佳的功能状态重返社会。康复医学医疗服务的结果提高了患者生活自理的能力及从事适当工作的能力，使一部分伤病患者从社会供养的消费者改变为社会的生产者，大大减轻了患者家庭和社会的负担。这正是康复医学的功能效益之所在。

二、 康复医学的医疗效益

早期康复治疗的介入能够预防废用综合征和误用综合征的发生。废用综合征是指长期卧床不活动，或活动量不足及各种刺激减少的患者，由于全身或局部的生理功能衰退，而出现关节挛缩、泌尿系统与肺部感染、压疮、深静脉血栓、便秘、肌肉萎缩、肺功能下降、体位性低血压、智力减退等一系列综合征。大多数废用综合征的表现可以通过积极的康复训练得到预防。误用综合征是指不正确、不科学的治疗造成人为的综合征。以脑卒中患者为例，由于发病后对肢体及关节不正确的摆放和不合理用力所致的炎症、韧带、肌腱和肌肉等的损伤、骨关节变形、痉挛状态的增加、强肌和弱肌不平衡加剧，以及形成"划圈"步态和上肢"挎篮"状等。如果在患病早期就开始正确的训练，可完全或部分预防这种异常表现。康复治疗的早期介入还可以减少许多可能发生的并发症，这些并发症往往会影响到患者的预后。以脊髓损伤患者为例，并发症对脊髓损伤患者的死亡率、住院时间和远期疗效的影响极为关键。长期卧床易发生肺部感染、泌尿系统感染、下肢深静脉血栓、压疮等多种并发症。而早期接受了康复训练的患者发生这些并发症的概率则大大减少。以脑卒中患者为例，如果保护不当，许多脑卒中患者发生肩关节半脱位、肩手综合征等并发症的机会增多，直接影响到患者的生活质量和病情的恢复，而进行了科学的康复训练的患者则发生率明显减少。脑卒中后抑郁也是不容小觑的脑卒中后并发症，抑郁焦虑情绪导致患者在治疗过程中依从性差，缺乏主动性，影响了患者运动功能、认知功能等多种功能的恢复，而进行了合理的心理康复的患者则表现出较好的精神状态，以有效的方式去处理所面对的困难或挫折，提高了战胜疾病的信心，从而加强了主动性康复训练，有利于神经功能等多种功能的恢复。康复医学减少了并发症的发生，实际上大大节省了医疗费用。

三、 康复医学的管理效益

康复医学的管理效益体现在通过科学的管理能够减少急诊医院的临床治疗负荷和提高疗效，促进卫生资源的协调和合理利用。例如急性心肌梗死患者早期进行康复活动，是帮助患者短期内出院的基本措施之一；高血压和糖尿病患者的运动锻炼可以减少药物使用量；关节置换术后进行合理的康复训练是减少并发症、延长假体寿命和提高患者活动能力的必要手段。综合医院中，诸如神经外科的脑部手术后、神经内科的脑血管意外的急症抢救后、骨科的脊柱创伤手术处理后，以及ICU急救处理后的各种内外科危重患者，其中很大一部分患者不得不较长时间卧床。病情稳定后仍然需要住院治疗，如果将他们及时转入康复医学病房，一方面可以使患者得到以康复治疗为主要治疗内容的帮助，另一方面可以腾空临床急诊病床，让给其他急需入院手术或抢救的患者使用。我国社会医疗的资源还不充足，需要合理利用。作为三级甲等医院，集中了社会现有的最佳医疗技术与设备，理应高速运作，让更多的患者享受到现代医疗的最新成果。因此，综合或专科医院中康复医学科能够及时地接受急诊病床转来的患者，缓解手术病床的紧张，一定程度上促进这些急诊科室的高速运转，同时患者也及时得到康复治疗，功能得到最大程度的恢复。目前，三级医院的康复医学科组成了康复医学总体网络的第一级网，完成了患者急性期的康复。从三级医院出院的患者中仍然有不少患者的功能障碍比较严重，需要及时转入康复病房继续接受康复治疗，二级医院或部分一级医院开办康复医学中心，接受了这部分需要康复治疗的患者，这是康复医学总体网络的第二级网。作为社区康复医疗工作的组织者和经过康复医学专业培训的骨干力量的全科医师带领康复医疗人员继续社区层面的康复医疗工作，这是康复医学总体网络的第三级网。

四、 康复医学的经济效益

许多人认为康复医学的经济效益不好，所以目前还不能有效地发展，为什么这些人会有这样的看法呢？主要原因是由于我国目前的经济不富裕，人民群众能用于医疗的费用不太多，故医疗费用的定价偏低，尤其是康复治疗方面。由于对高知识化技术成本的低估，加上设备投入的不足，目前的康复医学医疗服务被评估得成本很低，收费标准跟着也低，所以康复机构的经济效益不容易提高。尽管如此，事实上国内不少医院康复医学科的经济效益在医院一般科室中虽不属最高一流，也属中等水平。经济效益是指劳动与服务成果之间的比值，成本投入与产出之间的比值。经济效益是市场经济的一根杠杆，它同时是社会效益赖以长期保持的基础。从医院支持系统资源占用比例看，康复医学科占用的后勤和管理资源相对较少（较少使用各种库房、设备维修、手术以及其他物资供应），因此属于占用资源最少的科室之一。

从国家或区域卫生资源利用的角度看，医疗措施价值不仅要考虑该医疗所产生的直接价值，还要附加由于该治疗所导致的间接价值，包括患者提早恢复工作所创造的价值（患者直接的工作价值，以及患者病假期间由其他人完成其工作的费用），以及由于功能改善后疾病复发减少或去医院就诊减少从而降低其他医疗费用的价值等。治疗费用较低而功能改善显著的措施将是价值最高的医疗方式。康复医疗在这方面无疑有十分突出的优势。

康复医学医疗服务强调在综合性医院中的早期康复、早期服务，使得急诊科、神经内外科、骨科、重症科、老年科的重危患者得到了有效的帮助，增强了他们的体质，防止了并发症和某些后遗症的发生，改善了他们全身各脏器、各系统的功能，有利于他们原发伤病的好转与治愈，大大节省了他们的医疗费用。康复医学医疗服务实践证明：开展早期康复医学工作的医院中各临床科室周转率明显提高。结果也明显地提高了医院的总体收入。这是康复医学医疗服务的一笔可观的间接经济效益，是对医院的巨大贡献。如果不计算这笔间接效益，就是低估了康复医学医疗服务的价值。康复医学科可以帮助其他急症病房提高周转率，提高每日平均收费量，医院也就有了更多的经济效益。只有算上康复医学医疗服务的直接与间接的经济效益，才是真正的全面的客观价值估计。

五、 康复医学的社会效益

随着 20 世纪 80 年代康复医学概念的引入，国内对康复医学专业以及康复技术人才的需求量显著增加，康复医学教育也随之提升到一个重要位置。康复医疗中需要集中多个学科的专业人员，不仅要有经过训练的合格的康复医师，对于物理治疗、作业治疗、语言治疗、康复工程、心理治疗、康复护理、社区康复等专业人员的培养，都需要统筹安排，有计划按比例地发展。为此，卫生部采取医学院校设置康复医学课程或专业与举办在职医务人员短期培训相结合、普及与提高相结合的原则，多层次、多渠道、多种形式办学。同时，卫生部致函各高等医学院校，要求增设康复医学课程，目的是向医学生普及康复医学知识，拓宽知识面，也有利于临床治疗医学与康复医学科相互配合。经过 20 年的辛勤耕耘，我国康复医学教育的园地上已有许多收成。中生代以及新生代的康复医师和康复治疗师的队伍正在茁壮成长，临床医学其他专业人员对康复医学的认识和认同感也日益加强。这使得越来越多的患者能够有机会接受康复医疗服务，从而充分发挥康复医学的功能效益，提高患者的生活质量，降低患者、家庭和社会的经济负担。随着社会对于康复医学的需求不断增加，康复专业人员严重缺乏。有数据显示，目前我国康复医师占基本人群比例约 0.4∶10 万，而发达国家该数据则达到 5∶10 万，两者相差 12.5 倍。如果按照国家卫生计生委要求，我国二、三级医院共需要康复医师 5.8 万人，治疗师 11.6 万人，社区综合康复人员需要 90.2 万人，是现有康复人才的 10 倍以上，存在巨大的人才缺口。此外，许多康复医学中心都积极地与残联合作，为残疾人开展康复服务，使得残疾人能够残而不废，这也是康复医学社会效益的体现。

（王宁华　陈　伟　郭　琪）

第二章
流行病学

第一节　流行病学的意义及基本概念

一、流行病学的意义

从事康复医学的工作者为什么要求具有良好的流行病学知识呢？因为残疾的流行病学调查是为制定防治残疾的策略提供科学依据的。残疾人遍布全球，数量很大。残疾，特别是严重残疾，对本人、家庭和社会都造成各种严重的影响和后果，但残疾是可以预防的，并且通过有效的干预手段可以得到减轻和控制。1976 年 WHO 指出，使用现有的技术可以使至少 50% 的残疾得以控制或延迟发生。残疾的预防分三个等级。一级预防指针对原发性残疾的病因所采取的预防措施，其措施主要针对各种致残因素，包括优生优育、严禁近亲结婚、加强遗传咨询、产前检查、孕期及围生期保健；预防接种，积极防治老年病、慢性病；合理营养；合理用药；防止意外事故；加强卫生宣教、注意精神卫生等。二级预防是指减轻或逆转由残损造成的原发性残疾的措施。残损、残疾的早期发现、早期治疗是关键，可以通过适当的功能训练、药物和手术（如创伤、骨折、白内障手术等）达到预防的目的。三级预防是指预防发生继发性残疾的各种措施，主要措施包括物理治疗、作业治疗、心理治疗、语言治疗以及假肢、矫形器、辅助器具、轮椅等。教育康复、职业康复、社会康复等也有重要价值。

残障是康复治疗中最困难、最难评测的领域，但残障也不是不可避免的，也不是残损和残疾的必然结果。事实上残障是产生于残损和残疾与其他外界因素的相互作用，如家庭环境、工作关系、人际关系等。残障受环境和个体差异的影响，如社会对残疾人的态度，以及文化、社会价值和期望的影响。另外，有的残疾者可能残疾严重，但对自己的生活方式很满意，相反有的残疾者残疾较轻却可能无法生存。应用现代流行病学知识可以进行疾病或功能障碍病因的深入研究。

二、流行病学的基本概念

（一）流行病学与临床流行病学

流行病学（epidemiology）是研究疾病、健康和卫生事件（health event）的分布及其决定因素，通过研究提出合理的预防保健对策和措施，并评价这些对策和措施的效果。流行病学一般经历三个阶段，第一阶段是"揭示现象"，即揭示疾病流行或分布的现象；第二阶段是"寻找原因"，即从分析现象入手找出流行与分布的规律和原因；第三阶段是"探求对策"，即利用揭示到的现象和寻找到的原因，制定预防或控制的策略与措施。临床流行病学（clinical epidemiology）是将现代流行病学及生物统计学的原理和方法有机地与临床医学相结合，研究患病群体的疾病自然史、诊断方法和治疗效果评价的交叉学科。它发展和丰富了临床研究的方法学，从而深化了对疾病发生、发展和转归的整体规律的认识，提高了对疾病的诊断和治疗水平。作为预防医学主导学科的流行病学，与基础医学、预防医学、康复医学有着密切的关系，它们互相影响、互相渗透、互相促进、共同发展。

（二）疾病频率常用的测量指标

1. **发病率（incidence rate）** 是指在一定期间内、一定人群中某病新病例出现的频率，即在一段时间内人群中出现的新病例数。发病率可以用下面公式表示：

发病率 = 一定期间内某人群中某病新病例数 / 同时期暴露人口数 ×100%

计算发病率时，可根据研究的病种及研究的问题特点来选择时间单位。一般多以年为时间单位，常用 10 万分率来表示。在上述公式中，分子是表示一定期间内的新发病人数。若在观察期间内一个人多次患病时，则应多次计为新发病例数。对发病时间难确定的一些疾病可将初次诊断时间作为发病时间。分母中所确定的暴露人口是指可能会发生该病的人群。但在实际工作中，描述某些地区的某病发病率时，分母多用该地区该时间内的平均人口。在流行病学中，发病率可用作描述疾病的分布，通过比较某种疾病不同人群的发病率来探讨发病因素，提出病因假说，评价预防、干预措施的效果。发病率的准确度受很多因素的影响，如报告制度不健全、漏报、诊断水平不高等，在比较不同地区人群的发病率时，应考虑年龄、性别构成不同，应进行发病率的标化。

2. **患病率（prevalence rate）** 指在一定时间内，如 1 年，或特定时点，人群中的病人数。发病率说明疾病的发生情况，患病率说明疾病的存在情况。发病意味着新发的患者，患病意味着全部的患者。和急性医疗服务相比，残疾服务计划相对更关注患病率。患病率通常用来表示病程较长的慢性病的发生或流行情况。病程延长、未治愈者的寿命延长、新病例增加、病例迁入、健康者迁出、诊断水平提高以及报告率提高等均可使患病率提高。

3. **感染率（infection rate）** 是指在某个时间内所检查的人群样本中，某病现有感染者人数所占的比例。其性质与患病率相似。

4. **续发率（secondary attack rate，SAR）** 指在某些传染病最短潜伏期到最长潜伏期之间，易感接触者中发病的人数占所有易感接触者总数的百分率。

续发率 = 一个潜伏期内易感接触者中发病人数 / 易感接触者总人数 ×100%

5. **病残率（disability rate）** 指在一定人群中，在一定期间内每百（千、万、十万）人中实际存在的病残人数。可说明病残在人群中发生的频率，也可对人群中严重危害健康的任何具体病残进行单项统计。

6. **死亡率（mortality rate）** 表示在一定期间内，在一人群中，死于某病的频率，是测量人群死亡危险最常用的指标。

死亡率 = 某期间内（因某病）死亡总数 / 同期平均人口数 ×100%

死亡率是用于衡量某一时期、一个地区人群死亡危险性大小的指标，既可反映一个地区不同时期人群的健康状况和卫生保健工作的水平，也可为该地区卫生保健工作的需求和规划提供科学依据。

7. **病死率（fatality rate）** 是表示一定时期内（通常为 1 年），某病的全部患者中因该病死亡者的比例。

病死率 = 某时期内因某病死亡人数 / 同期患某病的病人数 ×100%

病死率是表示确诊疾病的死亡概率，它可表明疾病的严重程度，也可反映医疗水平和诊断能力，通常多用于急性传染病，较少用于慢性病。

8. **生存率（survival rate）** 是指在接受某种治疗的患者或患某病的人中，经若干年随访（通常为1、3、5年）后，尚存活的患者数所占的比例。

生存率 = 随访满 n 年尚存活的病例数 / 随访满 n 年的病例数 ×100%

该指标反映了疾病对生命的危害程度，可用于评价某些病程较长疾病的远期疗效。在某些慢性病、癌、心血管疾病等的研究中常常应用。

9. **累积死亡（发病）率（cumulative mortality，incidence rate）** 指在一定时间内死亡（发病）人数占某确定人群中的比例，多用百分率来表示。通常说明在某一年龄以前死于恶性肿瘤的累积概率的大小，有时累积死亡率由各年龄死亡率相加获得。

（三）疾病流行强度及相关概念

疾病流行强度是指某种疾病在某地区一定时期内某人群中，发病数量的变化及其各病例间的联系程度。常用散发、暴发及流行表示。

1. **散发（sporadic）** 是指发病率呈历年的一般水平，各病例之间在发病时间和发病地点方面无明显联系，呈散在发生或零星出现。

2. **暴发（outbreak）** 是指在一个局部地区或集体单位中，短时间内突然出现许多相似的病人。大多数病人具相同的传染源或传播途径，且在该病的最长潜伏期内发病，如托幼机构的麻疹、集体食堂的食物中毒暴发等。

3. **流行（epidemic）** 是指某病在某地区、某时间内的发病率显著超过历年该病的散发发病率水平。流行的判定应根据不同病种、不同时期、不同历史情况进行。

三、 流行病学原理与作用

1. **疾病分布原理** 疾病分布原理是流行病学的基本原理之一，研究疾病在人群中的表现形式。根据分布特点，探讨疾病和残疾发生或流行的规律，为疾病和残疾的预防对策或措施的制定提供依据。疾病是指包括康复医学在内所涉及的所有疾病和功能障碍。分布涉及疾病的流行（epidemic）、暴发（outbreak）和个案病例，包括疾病的流行状态、流行过程，以及相对静止的非流行状态。

2. **病因论与因果推断** 医学早期，病原微生物导致人类疾病的发生、发展形成了人类疾病发生的特异性单病因理论。随着对疾病发生及流行理论认识的不断深入，以及流行病学研究范围的扩展，特别是随着医学模式的不断转变，人们逐渐发现导致疾病发生的多因素，特别是还包括个体本身如遗传，以及环境影响等，因而形成了当代的复杂疾病病因概念。随着疾病病因理论的不断发展，逐渐形成了当代流行病学病因研究与疾病控制的因果判断标准。

3. **疾病控制与健康对策** 随着医学技术和手段的不断进步，对急、慢性疾病以及残疾的发生、流行及其控制的研究和探讨，逐渐形成并完善了三级预防的概念。流行病学的作用还体现在对相关的公共卫生政策的影响上。流行病学可以为决策者提供制订正确政策的依据，也可根据对相关问题的研究结果向决策者提出具体的政策建议。

第二节　流行病学研究方法

一、　按设计特点分类

流行病学研究方法的类型按设计特点一般分为四类，即描述性研究、分析性研究、实验性研究与理论性研究。这也是流行病学研究方法的基本类型。

1. **描述性研究**　代表方法包括现况研究、筛检和生态学研究。
2. **分析性研究**　代表性方法包括病例对照研究、队列研究。
3. **实验性研究**　可包括临床试验、现场试验、社区干预试验和整群随机实验。
4. **理论性研究**　包括理论流行病学，如流行病学数学模型，以及流行病学方法研究。

相对于实验性研究与理论性研究，描述性研究与分析性研究通常被称为观察性研究或观察法。因为在这两类研究中，研究者均不能控制研究的条件（如暴露因素），仅是根据研究对象的实际情况进行观察研究。

二、　基本研究方法分类

目前也有将流行病学的基本研究方法分为三类的，即观察性研究、实验性研究与理论性研究。

1. **观察性研究**　流行病学是在人群中进行研究的，由于伦理和资源的限制，研究者不能或不能全部掌控研究对象的暴露或其他条件，因此大多情况下只能进行观察性研究。观察性研究是探讨结局与疾病危险性之间的联系，包括描述性研究（描述疾病的频率和模式）以及分析性研究（研究疾病的决定因素和危险性）。观察法是流行病学研究的基本方法。观察性研究常用的方法包括现状调查、生态学研究、队列研究、病例对照研究。

（1）现状调查（prevalence survey）：是在一个时间点或短时间内对某一人群中的疾病或健康状况进行调查，研究其分布特征，以及人群与疾病或健康之间的关系的一种描述性研究方法。从时间上看，它是在某一特定的时间点进行的，这个时间点犹如一个时间断面，故又称之为横断面研究。

（2）生态学研究（ecological study）：是在群体水平上研究某种因素与疾病之间的关系，通过描述不同人群中某因素的暴露状况与疾病的发生频率，分析暴露因素与疾病之间的关系。生态学研究资料的收集，是以群体为单位的，研究的人群可以是一个学校、一个班级、一个工厂，也可以是一个区域的整体人群，群体水平是生态学研究的基本特征。

（3）队列研究（cohort study）：将一个范围明确的人群按照暴露因素的有无或暴露程度的不同分为不同的亚组，直接观察不同亚组人群间在发病率或死亡率结局方面的差异，从而探讨危险因素与所观察结局的关系的分析性研究方法。主要用于验证和确定病因假设的一种研究方法。又称定群研究。

（4）病例对照研究（case-control study）：是从研究人群中选择一定数量的某病患者作为病例组，然后在同一人群中选择一定数量的非某病患者作为对照组，比较病例组与对照组两组不同人群既往某些暴露因素出现的频率，从而分析这些因素与疾病的联系。病例对照研究是一种回顾性研究，是一种由结果探索病因的分析性研究方法。

2. **实验性研究**（experimental study）　又称干预试验，其基本特征是研究者在一定程度上掌握实验的条件，主动给予研究对象某种干预措施，通过比较人为给予干预措施后的实验组人群与对照组人群的结局，判断干预措施的效果。实验性研究也是流行病学研究的基本方法。实验性研究的常用方法包括临床试验、现场试验和社区干预试验。

（1）临床试验（clinical trial）：是以患者为主要研究对象的研究。是指在人为条件控制下，将特定人群作为受试对象，以发现和证实干预措施（药物或其他特殊疗法）对特定疾病防治的有效性和安全性的实验性研究方法。

（2）现场试验（field trial）：将研究对象分为两组，一组给予干预措施的作为实验组，一组不给予干预措施的作为对照组，经过一定时间的观察后，比较两组对象中所发生的结局有无差异，从而判定干预措施的效果。现场试验中接受某种预防措施的单位一定是个人，而不是群体。现场试验中的研究对象可以为未患病的健康人群，也可以为高危人群中的个体。研究对象必须到"现场"，如社区、街道、部队或学校进行调查。疫苗接种是以个体为单位的属于现场试验。

（3）社区试验（community trial）：也称社区干预试验，是以整体社区人群或某一人群的各个亚人群作为干预对象的实验研究。常用于对某种预防措施或方法的效果进行评价。饮用水加氟预防龋齿是针对水厂供水区域的整个社区人群而不是个体，因此属于社区试验。

3. 理论性研究　有学者将理论流行病学也称作数学流行病学。它利用流行病学调查所得到的数据建立有关的数学模型，或用电子计算机仿真进行理论研究。

第三节　流行病学在康复中的应用

一、疾病预防与全面康复

1. 疾病（或残疾）预防控制的对策与措施　流行病学研究不仅可为一个国家、一个地区疾病控制预防对策与措施的制定提供科学依据，还可凭借流行病学的优势针对具体的病、伤、残或危害，提出具体的预防或控制的对策与措施或相应的卫生政策建议。如根据世界人口的健康保健和疾病的预防，WHO 在其"2000 年人人享有卫生保健"战略中，非常注重流行病学的作用，认为流行病学不仅对研究病因和防病手段具有重要作用，还是制定合理的卫生政策的一个重要手段。还比如，以往传统的疾病模式是病因 - 病理 - 临床表现，根据临床表现给以临床诊断及临床治疗（主要为手术或药物）的疾病模式。20 世纪 80 年代始，世界卫生组织专家关注这一疾病模式，根据临床系列研究结果发现传统疾病模式并未概括和解决疾病相关的全部问题，还更应考虑疾病的后果：治愈与死亡之外，尚存的残疾和功能障碍问题。因而提出了残疾 ICF 分类和三级残疾预防措施。

2. 在全面康复中的作用　全面康复为残疾人提供在躯体、功能、心理、社会等方面进行干预、教育和康复，对影响残疾程度等各种环境因素（社会、政治、经济、政策、法规、组织等）进行改造和适应。流行病学研究可以有助于将患者个人和社会对健康的责任综合起来，以创造更为健康的一种人和环境之间的调节策略，可以促进公众包括残疾人的积极的健康行为，丰富残疾、功能障碍等康复医学知识，创造有利于全面康复的环境，提高人群或个人应对环境和心理压力的能力，从而减少原发性和继发性病（包括慢性病、老年病）、伤、残所致功能障碍，提高生活质量。

二、 疾病（或残疾）的监测

　　流行病学对各种疾病，特别是对急性传染病的发生、发展、流行以及干预方法的有效性及控制进行着科学的、有效的监测，如 2003 年在中国流行的严重急性呼吸综合征（SARS）。不仅如此，流行病学还对慢性病，如脑卒中、高血压、糖尿病、冠心病等疾病的发病、进展、转归及所致功能障碍等影响因素进行监测和研究，从而对健康政策的制定、疾病干预和预防的方法与措施提供有力、可靠的证据。例如我国分别于 1987 年、2006 年和 2010 年对全国残疾人的状况进行抽样调查，了解其残疾分布、程度、分类、致残原因及相关的环境影响因素，通过调查获得了残疾人的致残原因及其变化的数据资料，对于健全残疾防控机制、预防残疾发生、降低残疾人数的增长、提高人口素质具有重要意义。

三、 疾病病因与影响流行的因素

　　许多疾病特别是一些慢性非传染性疾病的病因未明，一些疾病的发生、流行与许多因素有关。探讨疾病病因、阐明与疾病（或健康状况、卫生事件等）发生和流行有关的因素，是控制疾病、促进人类健康的关键所在。流行病学的研究方法具备了解决此类问题的逻辑需要。其方法学特点，如定量测量、偏倚的控制、因果推论技术等，使其对研究疾病病因或危险因素有明显的学科优势。

　　近年来，我国许多学者对一些慢性非传染性疾病的病因或危险因素进行了大量研究，如高血压、脑卒中、糖尿病以及其他与人们健康有关的问题，如交通事故、人身伤害等，为这些疾病或卫生事件的预防与控制提供了大量的数据，也为康复政策的制定提供了重要的参考依据。

第四节　残疾人概况及分布特征

一、 第一次中国全国残疾人抽样调查

　　我国于 1987 年进行的首次残疾人抽样调查表明：我国约有残疾人 5164 万人，占总人口的 4.89%，也就是说每 20 人中就有一名是残疾人。据 1996 年的人口数估算，当时全国残疾人总数已达 6 000 万人。

　　1987 年抽样调查结果显示：① 5 类残疾中，听力语言残疾、智力残疾、视力残疾、肢体残疾和精神病残疾的现患率分别为 21.81%、12.68%、10.08%、9.16%、2.47%，以听力语言残疾最高。②乡村残疾的总患病率高于城镇，而不同类型的残疾城乡分布差异有所不同。听力语言残疾、智力残疾和肢体残疾乡村高于城镇，而视力残疾和精神残疾城市高于乡村。③经济、文化和卫生水平较低的地区其残疾人的比例偏高。④残疾人的患病率分布存在明显的年龄差异：听力语言和视力残疾随着年龄的增加而升高，智力残疾在儿童人群中较高，肢体残疾和精神残疾在青壮年人群中较高，见表 2-1。

表 2-1　各类残疾的年龄构成

年龄组（岁）	听力语言		智力		肢体		视力		精神病	
	人数	%	人数	%	人数	%	人数	%	人数	%
0～14	1738	6.55	8075	53.00	928	8.21	272	2.41	21	0.72
15～59	10564	39.84	6697	43.96	7047	62.34	4073	36.04	2486	85.52
≥60	14216	53.61	463	3.04	3330	29.45	6955	61.55	400	13.76
合计	26518	100.0	15235	100.0	11305	100.0	11300	100.0	2907	100.0

从致残时间和原因看，智力残疾（尤其儿童）以先天致残为主，占53%；其他各类残疾均以后天致残为主，如肢体、听力语言和视力残疾的后天致残因素均占60%以上。先天性致残因素为遗传因素（如先天性白内障、先天性耳聋、垂体性侏儒、呆小病、苯丙酮尿症和唐氏综合征等）、环境因素（如胎儿在子宫中的内环境和出生前及出生时的产科环境）。后天致残因素包括意外伤害、各种致残性感染和疾病、致残性中毒、营养失调和社会心理行为因素等。

二、 第二次中国全国残疾人抽样调查

我国于2006年进行了第二次全国残疾抽样调查。通过残疾人抽样调查，进一步了解了中国残疾人的现实状况，研究分析其变化特征和变动规律，为制定实施国民经济和社会发展计划以及残疾人事业发展规划、确定残疾人小康指标和措施提供可靠的依据。第二次全国残疾人抽样调查是根据世界卫生组织及亚太经社理事会的要求，采用《国际功能、残疾和健康分类》（International Classification of Functioning, Disability and Health, ICF）标准，制定新的、规范的残疾评定体系。这个体系所包括的框架、标准和方法，既可以用于第二次全国残疾人抽样调查的《残疾标准》，又可以使现行多种残疾、伤残评定标准相互衔接，同时与国际标准接轨。随着工业化发展、环境的变化和人们生活方式的改变，造成残疾的社会的、生产的、遗传的、药物的、环境的因素也出现一些新的变化，所以致残原因的调查是残疾人抽样调查的重要内容。

根据这次调查的目的，调查的样本量的设置首先是要求能够满足推算全国和分城乡残疾人数量、分类别、分级别的残疾人数，以及按人口、社会经济活动指标等分类的残疾人数的需要；其次，调查在全国31个省、自治区、直辖市同时进行，其样本量要求能够基本满足推算省级单位残疾人总数和分类别残疾人数的需要。为满足推算省级单位主要数据的需要，以省级单位为次总体，根据1987年第一次全国残疾人调查资料，按照科学的公式计算出省级单位对各类别残疾人占总人口的比例指标所要求的样本量，再将各类残疾人要求的样本量进行综合分析，取合理、可行和经费允许的样本量。

与第一次全国残疾人抽样调查相比，第二次调查《残疾标准》在保持延续性的基础上，主要的变化和特点有：①残疾类别由原来的视力残疾、听力语言残疾、肢体残疾、智力残疾、精神病残疾五类增加为视力残疾、听力残疾、言语残疾、肢体残疾、智力残疾、精神残疾六类，把"听力语言残疾"分列为"听力残疾"和"言语残疾"两类；②名称上的变化，原来的"精神病残疾"改称"精神残疾"，原来的"综合残疾"改称"多重残疾"；③应用ICF，与国际接轨。

第二次全国残疾人抽样调查的样本量为252万余人，全国抽样比为1.93‰。全国各类残疾人的总

数增加为 8296 万人。按照国家统计局公布的 2005 年末全国人口数，推算出此次调查时点的我国总人口数为 130 948 万人，据此得到 2006 年 4 月 1 日我国残疾人占全国总人口的比例为 6.34%。各类残疾人的人数及各占残疾人总人数的比重是：视力残疾 1 233 万人，占 14.86%；听力残疾 2 004 万人，占 24.16%；言语残疾 127 万人，占 1.53%；肢体残疾 2 412 万人，占 29.07%；智力残疾 554 万人，占 6.68%；精神残疾 614 万人，占 7.40%；多重残疾 1 352 万人，占 16.30%。与 1987 年第一次全国残疾抽样调查比较，我国残疾人口总量增加，残疾人比例上升，残疾类别结构变动（表 2-2）。

表 2-2　全国两次各类残疾人口调查比较

	第一次（1987 年）	第二次（2006 年）
全国各类残疾人口比率	4.90%	6.34% ↑
其中：听力残疾	34.28%	24.16% ↓
言语残疾		1.53%
智力残疾	19.69%	6.68% ↓
肢体残疾	14.62%	29.07% ↑
视力残疾	14.62%	14.86% ↑
精神残疾	3.76%	7.40% ↑
多重残疾	13.03%	16.30% ↑

中国两次全国残疾人抽样调查对比显示，全国各类残疾人口总量增加，残疾人口比例上升，残疾类别结构变动。在各类残疾中，听力残疾和智力残疾比率降低，但肢体残疾、视力残疾、精神残疾和多重残疾的比率增加，肢体残疾和精神残疾增加更为明显，超过 2 倍。影响这一变化的因素有两次调查间人口增长与结构变动、社会与环境变化、残疾标准修订等。更深入的分析有待今后进一步分析。

根据第六次全国人口普查我国总人口数，及第二次全国残疾人抽样调查我国残疾人占全国总人口的比例和各类残疾人占残疾人总人数的比例，推算 2010 年末我国残疾人总人数 8502 万人。各类残疾人的人数分别为：视力残疾 1263 万人；听力残疾 2054 万人；言语残疾 130 万人；肢体残疾 2472 万人；智力残疾 568 万人；精神残疾 629 万人；多重残疾 1386 万人。各残疾等级人数分别为：重度残疾 2518 万人；中度和轻度残疾人 5984 万人。

三、　国外残疾人调查

根据世界卫生组织（WHO）估计，大约世界上 10% 的人口即六亿五千万是残疾人，他们是世界上最大的少数群体，世界卫生组织称残疾人的数量随着人口的增长、医疗的进步以及老龄化在持续增长。根据联合国开发计划署数据显示，80% 的残疾人生活在发展中国家。

有些国家对残疾人情况进行了调查。如英国人口统计和调查办公室于 1988 年和 1989 年调查结果显示，该国共有 600 万残疾人，大约 14% 的成年人有残疾。他们把残疾者划分为从 1（最轻）到 10（最重）的严重等级，和依据《国际残损、残疾与残障分类》（International Classification of Impairments,

Disabilities and Handicaps，ICIDH）标准确定了残疾的 13 个领域（表 2-3）。

表 2-3　残疾领域和每 1000 人口分年龄组估计英国残疾的患病率

残疾类型	年龄组（岁）			
	16～59	60～74	75+	全部成人
运动	31	198	496	99
听力	17	110	328	59
个人卫生	18	99	313	57
灵巧	13	78	199	40
视觉	9	56	262	38
智力	20	40	109	34
行为	19	40	152	31
购物	9	54	149	28
交流	12	42	140	27
大小便控制	9	42	147	26
毁容	5	18	27	9
吃、喝和消化	2	12	30	6
意识	5	10	9	5

该调查显示，运动困难是最常见的残疾，所有年龄组患病率最高。躯体残疾易与其他类型的残疾一起发生，尤其是感觉残疾。由肌肉骨骼疾病引起的残疾是最严重的，其次是与视觉和听觉有关的问题，神经方面的情况占较少部分，但在较年轻的人群中，严重的残疾主要由于神经疾病。严重残疾也与合并多种疾病有关，并且超过 60 岁的严重残疾易于合并两种或以上的随着年龄增长而发生率增高的疾病。关节炎和高血压这两种高患病率疾病在 60 岁或以上的人群中占的比例大于 1/4。由于慢性疾病的数量与老年人口增多有关，因此老年人的康复更易与合并疾病有关，这是老年组与年轻组康复最重要的区别之一。

2013 年国家发展改革委社会发展司组织开展了社会管理政策赴英培训，中国残联、民政部、全国友协等有关人员参加了培训，就中英两国社会福利和公共服务的做法与经验进行了交流和探讨，数据显示英国目前有约 980 万残疾人。

根据 2015 年美国联邦疾病防治中心（Centers for Disease Control and Prevention）公布的调查显示，美国有将约 20% 的人身有残疾，也就是说，五个美国人中，至少有一个是残疾人士。这项研究发现，美国残疾人口总数约有 5400 万。

（徐智春　王　敏）

残疾是自人类诞生而伴随存在的，目前已成为全球性普遍存在和关心的社会问题，国际社会在残疾人权益保障方面付出了巨大努力。联合国大会通过了一系列保障残疾人权益的文件和决议。我国也根据国情制定了相应的法律、法规，以保障残疾人平等地享有各项权利和义务。

残疾是康复医学产生的基石和发展的推动力。同时，以功能为核心的康复医学又将预防、减轻或消除残疾，促使残疾人回归社会作为其根本目的。因此残疾与康复有着密切的联系。全面认识和了解残疾有助于深刻理解康复医学内涵和任务。

本章着重阐述残疾的基本概念、致残原因、残疾分类、残疾预防以及残疾相关的政策法规。

第一节　基本概念

一、残疾

残疾（disability）是指由于各种躯体、身心、精神疾病或损伤以及先天性异常所致的人体解剖结构、生理功能的异常和（或）丧失，造成机体长期、持续或永久性的身心功能障碍的状态，并且这种功能障碍不同程度地影响身体活动、日常生活、工作、学习和社会交往活动能力。《残疾人权利公约》中特别指出，残疾是一个演变中的概念，残疾是伤残者和阻碍他们在与其他人平等的基础上充分和切实地参与社会的各种态度和环境障碍相互作用所产生的结果。功能障碍造成的残疾只是相对的；还取决于功能障碍者所处社会和环境的状况。

2011年世界卫生组织在《世界残疾人报告》指出，残疾（功能减弱或丧失）是人类的一种生存状态，几乎每个人在生命的某一阶段都有暂时或永久的损伤，而步入老龄的人将经历不断增加的功能障碍。残疾是复杂的，为了克服残疾带来的不利情况而采取的各种干预措施也是多样的和系统的，并且会随着情境的变化而变化。全世界残疾人与非残疾人相比，其健康情况差、受教育程度低、经济状况不良、贫困率高。这种情况，部分是由于残疾人面临难于获得服务的障碍，而我们多数人早就得到，包括卫生、教育、就业、交通、信息。在情况较差的社区这些障碍愈加严重。因此，残疾不仅是医学问题，更是社会问题。

（一）暂时性残疾和永久性残疾

身心功能障碍的状态可以是暂时的、可逆的，也可以是持续的、不可逆转的。因此根据功能障碍状态持续时间长短和是否可逆转将残疾分为暂时性残疾和永久性残疾。

1. **暂时性残疾**（temporary disability） 各种疾病在一定程度上会或多或少地影响相应组织、器官、肢体的功能，使患者出现暂时性功能活动受限，如骨折、肌腱断裂、关节损伤使患者丧失了活动能力，但随着骨折的愈合、损伤的恢复，患者逐渐恢复了功能活动，这种短暂的、可逆转的功能活动障碍称为暂时性残疾。

2. **永久性残疾**（permanent disability） 而对于那些由疾病或损伤造成的不可逆转的功能活动障碍称为永久性残疾，如外伤后截肢、完全性脊髓损伤后的瘫痪等。

（二）残疾与疾病的关系

残疾与疾病的概念完全不同，它是由包括疾病在内的多种因素导致的一种功能障碍状态，因此残疾主要涉及的是那些能影响到活动能力的疾病，这些疾病可导致程度不同的功能障碍，即疾病可导致残疾，但残疾不一定就是疾病或伴有疾病。残疾可以与疾病无关，如许多外伤导致的肢体损伤或先天性变异，除肢体或器官残缺外，身体其他部位十分健康；可以与疾病同时存在，由疾病本身引起的肢体或器官功能障碍，如腰椎间盘突出、关节炎等引起疼痛疾患，功能受限与疼痛程度相关，随着病情的控制，疼痛改善，功能逐渐恢复；残疾也可以在疾病后发生，多见于急性病变后，如脑血管意外、脊髓炎症后，即使血管病变和炎症得到控制，但仍可终生残留肢体偏瘫或截瘫。

二、 残疾人

不同国际组织和国家从不同角度提出了残疾人（people with disability，disabled person）的定义。1975年世界卫生组织（WHO）给"残疾者"下的定义是："无论先天的或后天的，由于身体或精神上的不健全，自己完全或部分地不能保证通常的个人或社会需要的人"。国际劳工组织对残疾人下的定义是"经正式承认的身体或精神损伤在适当职业的获得、保持和提升方面的前景大受影响的个人"。2006年第61届联合国大会通过的《残疾人权利公约》将其定义为："生理、心理、感官先天不足或后天受损的人"。《中华人民共和国残疾人保障法》给出的定义：残疾人是指在心理、生理、人体结构上，某种组织、功能丧失或者不正常，全部或者部分丧失以正常方式从事某种活动能力的人，包括视力残疾、听力残疾、言语残疾、肢体残疾、智力残疾、精神残疾、多重残疾和其他残疾的人。概括起来，残疾人是指具有不同程度躯体、身心、精神疾病和损伤或先天性异常，使得部分或全部失去以正常方式从事个人或社会生活能力的人群的总称。残疾人是康复医学的主要服务对象之一。

三、 残疾学

残疾学是以残疾人及残疾状态为主要研究对象，专门研究残疾病因、流行规律、表现特点、发展规律、结局以及评定、康复与预防，以医学为基础，涉及社会学、教育学、管理学和政策法令等诸学科的交叉性学科，是自然科学与社会科学相结合的产物。残疾学是康复医学的重要组成部分。

第二节　致残原因

2011 年《世界残疾人报告》中指出，估计全球超过 10 亿人或 15% 的世界人口（2010 年全球人口估计）带有某种形式的残疾而生存，高于世界卫生组织 20 世纪 70 年代以来 10%。

造成残疾的原因众多，而且受文化背景、社会条件、自然环境和医疗条件的影响，因此各个不同历史时期及不同国家和地区的残疾原因有明显差异。如发展中国家引起致残性损伤的主要原因是营养不良、传染病、产期护理差以及各种事故，它们占全部残疾病例的 70% 左右。在发达国家中，营养不良、传染病等已不是引起残疾的重要原因，但是由意外事故造成的残疾的数量似乎在不断增加；除了由事故造成的以外，多数是由慢性躯体病（例如风湿病、心血管病、肺病）、精神病、遗传性及慢性疼痛和劳损等造成的。功能性精神失调和精神病以及长期嗜酒和吸毒造成的病症也在增加。此外，还有众多因素虽未直接造成残疾，但可继发残疾或加重残疾程度，也是不容忽视的。

1. **疾病**

（1）慢性病、退行性病：随着世界老龄化时代的到来，老年人比例不断增加，各种慢性病和退行性病患病率增加，如心脑血管疾病、慢性阻塞性肺疾病、类风湿性关节炎、慢性疼痛等，已成为严重影响机体功能和生活能力的重要因素。

（2）传染病：如脊髓灰质炎、乙型脑炎、脊柱结核等均可造成机体不同的功能障碍。随着免疫接种的普及，各种传染病的发生率显著降低，但近年来有些传染病发病率又有所增加，如结核，而且还会有新的传染病产生，应该引起重视。

（3）孕期疾病：孕期胎儿的发育易受到各种内在和外在因素的影响，孕期发生的各种疾病，如风疹、宫内感染、妊娠毒血症，均可导致胎儿器官发育异常，从而导致残疾。

（4）良、恶性肿瘤：生态环境的恶化，恶性肿瘤的发病率也有所增加，使患者生存期内的机体功能和精神状态受到严重影响。某些良性肿瘤也能导致机体功能障碍。

2. **营养不良**　如蛋白质严重缺乏可引起发育迟缓，维生素 A 严重缺乏可引起角膜软化而致盲，维生素 D 严重缺乏可引起骨的畸形。

3. **遗传**　可致先天性畸形、精神发育迟滞、精神病。

4. **意外事故**　主要包括工伤事故、交通事故、运动损伤等。

5. **战伤**　在当今以"和平、发展"为主题的国际社会环境中，局部地区仍不断有战争和暴力冲突发生，枪弹伤以及放射性武器造成的机体严重损伤，成为残疾不可忽视的原因之一。而且战争会使更多的人出现心理和精神问题。

6. **物理、化学因素**　如噪声、烧伤、链霉素或庆大霉素、酒精中毒、一氧化碳中毒、农药中毒，以及环境恶化所造成的其他各种对机体的损伤。

7. **社会、心理因素**　社会中的激烈竞争和就业、生活、学习压力的增加，均可导致心理和精神功能的紊乱和障碍。

从残疾产生和发展过程来看，除上述各种原因直接引起的功能障碍导致原发性残疾（primary disability）外，在原发疾病等因素以及原发性残疾基础上产生的并发症等可导致残疾加重或出现新的残疾，即为继发性残疾（secondary disability）。患有各种疾病或原发性残疾的患者，其肢体活动受限，肌肉、骨骼、心肺功能出现失用性改变，器官、系统功能进一步减退，甚至丧失，如脊髓损伤后长期卧床，导致肌肉萎缩、关节挛缩等，进一步加重原发性残疾。

第三节 国际功能、残疾和健康分类

一、 从 ICIDH 到 ICF

根据世界卫生组织（WHO）1980年推荐的《国际病损、残疾与残障分类》（International Classification of Impairments，Disabilities and Handicaps，ICIDH），已被康复医学界普遍采用。它是从身体、个体和社会三个层次反映功能损害程度。

随着卫生与保健事业的发展，以及国际残疾人活动的开展，人们对病损以及由此而发生的社会生活的变化有了新的认识，原有的病损、残疾和残障模式也越来越不能满足卫生与康复事业发展的需要，迫切需要建立新的理念模式与分类系统，以适应由于保健观念和对残疾认识发生的社会变化的需要。WHO根据当前残疾分类发展的需要，从1996年开始建立了新的残疾分类体系——"国际病损、活动和参与分类"（International Classification of Impairments，Activities and Participation，为了保持与《国际病损、失能和残障》的连续性，将其简称为ICIDH-2），并在2001年5月第54届世界卫生大会上通过了将其改名为《国际功能、残疾和健康分类》（International Classification of Functioning，Disability and Health，ICF）的决议，在全球实施。该分类系统提供了能统一和标准的反映所有与人体健康有关的功能和失能的功能状态分类，作为一个重要的健康指标，广泛用于卫生保健、预防、人口调查、保险、社会安全、劳动、教育、经济、社会政策、一般法律的制定等方面。

二、 ICIDH 内容

1. **残损**　残损（impairments）指各种原因所导致的身体结构、外形、器官或系统生理功能以及心理功能的异常，干扰了个人正常生活活动，如关节疼痛、活动受限、呼吸困难、骨折等，对日常生活、工作的速度、效率、质量产生一定影响，但实际操作能独立完成。是器官或系统水平的功能障碍。评估主要采用器官、系统功能的评定，治疗途径主要是通过功能训练而达到改善功能的目的。

2. **残疾**（disability）　能力是指个体的行为能力。个体行为是指完成日常生活活动和集体生活而产生的一切外部活动，个体行为能力是完成上述活动时在精神和肉体上所具备的力量。按正常方式进行的日常独立生活活动和工作能力受限或丧失为残疾，是个体或整体水平的障碍。残疾一般是建立在病损基础上的，但并非所有的病损都会造成残疾。心理因素也可成为加重功能障碍的主要原因，因此功能评估时除考虑生理障碍外还应考虑心理因素，另外还应考虑其职业。如钢琴家失去一个手指，将失去弹奏钢琴的能力，而乐团的行政领导失去一个手指几乎不会影响其工作。

3. **残障**　残障（handicap）指残疾者社会活动、交往、适应能力的障碍，包括工作、学习、社交等，个人在社会上不能独立，是社会水平的障碍。

4. **残损、残疾、残障之间的关系**　我国习惯上把残损、残疾、残障合称为残疾，只有后面两者才是肯定的残疾。残损是否属于残疾，需作具体分析。残损、残疾、残障之间没有绝对的界限，其程度可以相互转化。残损未经合适的康复治疗，可转化为残疾，甚至残障。而残障或残疾因合适的康复治疗向较轻程度转化。一般情况下残疾的发展是按照残损、残疾、残障顺序进行，也可能发生跳跃。一些残损患者，因心理障碍而自我封闭，发展到与社会隔绝即残障程度，但此类患者经康复、心理治疗后，完全可以转化为残损。脊髓损伤后截瘫患者，在下肢功能丧失后，失去了步行活动能力，大小便不能自理，生活上需要他人的帮助，处于残疾状态。经过积极康复治疗，患者可以从残疾转为残损。如果其得不到积极康复治疗，患者下肢瘫痪可以使其终身卧床，丧失了工作能力和与社会交往的能力，发展为残障。残损、残疾、残障的关系见图 3-1。

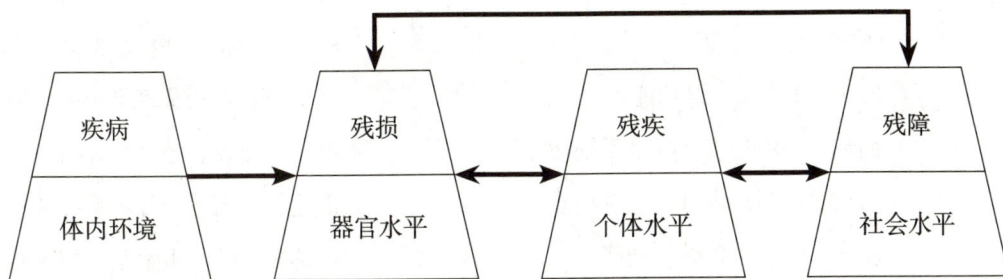

图 3-1 ICIDH 分类各成分之间的关系

残疾在三个层次上表现出各自的特征、评估方法和治疗途径（表 3-1），帮助我们进一步认识残疾的分类。

表 3-1 残疾分类特征、表现以及相应的康复评估和治疗途径

分类	障碍水平	表现	评估	康复途径	康复方法
残损	器官水平	器官或系统功能严重障碍或丧失	关节活动范围、徒手肌力、电诊断等	改善	功能锻炼
残疾	个体水平	生活自理能力严重障碍或丧失	ADL 评定	代偿	ADL 训练
残障	社会水平	社交或工作能力严重障碍或丧失	社交和工作能力评估	替代	环境改造

三、ICF 主要内容

（一）ICF 的构成

1. 身体的功能 / 结构与病损

（1）身体功能 / 结构：身体功能（body functions）是指身体系统的生理或心理功能。身体结构（body structures）是指身体的解剖部分，如器官、肢体及其组成。身体的功能和身体的结构是两个不同但又平行的部分，它们各自的特征是不能相互取代的。如眼结构组成视觉功能。身体除了指各个器官外，还包括各器官所具有的功能，如脑器官是身体的一部分，它所具有的意识功能（心理功能）也是身体的一部分。功能（functioning）这个单词是动名词，而非名词（function）。但是其中文翻译很难用一个词组完整表述其内涵。其准确的含义是动态变化的功能，而非静态的功能。促使功能向积极的方向转化就是康复医疗的宗旨。因此必须领悟动态功能的含义（表 3-2）。

表 3-2 身体功能与结构

项目	身体功能	身体结构
构成	身体（身体部分）	
内容	精神功能	神经系统结构
	感觉功能与疼痛	眼、耳与相关部位结构
	发声/发音及言语功能	与发声、发音及言语相关结构
	循环、血液免疫、呼吸系统功能	循环、免疫、呼吸系统结构
	消化、代谢、内分泌系统功能	消化、代谢、内分泌系统结构
	泌尿、性、生殖系统功能	与泌尿、性、生殖系统相关结构
	神经肌肉与运动相关联功能	与运动相关结构
	皮肤与相关部位功能	皮肤与相关结构
积极方面	功能和结构完整	
消极方面	损伤	

（2）残损（impairment）：是指身体解剖结构上的缺失或偏差，是在身体各系统功能和结构水平上评价肢体功能障碍的严重程度，指各种原因导致的身体结构、外形、器官或系统生理功能以及心理功能损害，仅限于器官、系统的功能障碍，不涉及组织、细胞、分子水平的病损，是病理情况在身体结构上的表现。病损可以是暂时的或永久的，可以是进行性发展或静止不变的，可以持续或间断性出现。对功能活动、生活和工作的速度、效率、质量可能有一定影响，会干扰个人正常生活活动，如进食、个人卫生、步行等，但仍能达到日常活动能力自理。病损比疾病或紊乱的范围更广泛，如截肢是身体结构的病损，并不是疾病，也不意味患者处在疾病或身体虚弱状态，病损者可以身体强健。如有些截肢者是十分优秀的运动员，与正常人比较存在某些缺陷、功能受限，但通过康复的介入，可以完成正常人都难以完成的动作。

2. 活动与活动受限

（1）活动（activities）：是指个体从事的活动或任务。活动涉及的是与生活有关的所有个人活动，是一种综合应用身体功能的能力。这些活动从简单到复杂（走路、进食或从事多项任务），不包括个人对完成活动的态度、潜力、能力。身体功能和基本活动可以在个体活动水平上体现出来，例如计划每日安排是一项个体水平上的活动。

（2）活动受限（activity limitations）：指按正常方式进行的日常活动能力丧失和工作能力的受限，是从个体或整体完成任务、进行活动的水平上评价功能障碍的严重程度。活动受限是建立在病损基础上，包括行为、交流、生活自理、运动、身体姿势和活动、技能活动和环境处理等方面的活动受限。活动受限可以是完成活动的量或活动的性质变化所致。辅助设备的使用和他人辅助可以解除活动受限，但不能消除病损。如患者进食困难可以通过吸管改变进食方式后完成进食活动。但并非所有病损都会引起活动受限，如一只眼球摘除或一只小指被截去的患者，从器官水平上看属于病损，但并未影响到患者的日常生活。

3. 参与和参与局限

（1）参与（participation）：是指与健康状态、身体功能和结构、活动及相关因素有关的个人生活经历；是与个人生活各方面功能有关的社会状况，包括社会对个人功能水平的反应，这种社会反应既可以促进，也可以阻碍个体参与各种社会活动；是个人健康、素质及其所生存的外在因素之间复杂关系的体现。参与和活动的不同在于影响前者的相关因素是在社会水平，而影响后者的因素是在个体水平。参与需要解决个体如何在特定的健康和功能状况下去努力生存，环境因素是否妨碍或促进个体参与。

（2）参与局限（participation restrictions）：是从社会水平评价功能障碍的严重程度，指由于病损、活动受限或其他原因导致个体参与社会活动的受限，影响和限制个体在社会上的交往，导致工作、学习、社交不能独立进行。常见的参与局限包括定向识别（时、地、人）、身体自主、行动、就业、社会活动、经济自主受限。如脊髓损伤造成四肢瘫痪的患者，在生活完全不能自理的情况下，也完全丧失了工作和社交能力。此外，环境因素对同一个病损或活动受限的个体会有影响。例如某个个体可以在移动性方面表现为活动受限和参与局限，活动受限是由于其不能行走所致，参与局限是由于环境障碍物或无便通工具所致。所以，参与局限直接受社会环境影响，即使是个体无病损或活动受限也会如此，例如无症状和疾病的肝炎病毒携带者不存在病损或活动受限，但会受到社会的排斥或工作的限制。

4. 情景性因素（contextual factors）　情景性因素是指个体生活和生存的全部背景，特别是能影响功能和残疾结果的情景性因素。包括环境因素和个人因素。

（1）环境因素（environmental factors）：是指社会环境、自然环境、家庭及社会支持，它与身体功能和结构、活动、参与之间是相互作用的。

（2）个人因素（personal factors）：指个体生活和生存的特殊背景，如性别、年龄、生活方式、习惯、教育水平、社会背景、教养、行为方式、心理素质等。例如，个体在生活社会活动中悲观、失望，有明显的焦虑、抑郁，无继续生存的愿望及信心，那么就会直接影响活动与参与能力，直接影响健康状况。

由此可见，健康情况、功能和残疾情况以及情景性因素之间是一种双向互动的统一体系（表3-3）。

表3-3　活动和参与及情景性因素

项目	活动	参与	情景性因素	
			环境因素	个人因素
构成	个体 （人在标准环境中）	社会 （人在现实环境中）	功能外在影响	功能内在影响
内容	学习和应用知识 一般任务和要求 交流 移动 自理 其他活动	家庭生活 工作 人际交流/人际关系 社区生活 社会和公民生活 其他参与	用品和技术 自然环境 支持和相互联系 社会态度 服务体制和政策 其他环境因素	性别/年龄 生活方式/习惯 教育水平 社会背景 教养/行为方式 心理素质
积极方面	活动	参与	促进	促进
消极方面	活动受限	参与局限	阻碍	阻碍

（二）ICF 编码与限定值（qualifier）

ICF 运用了一种字母数字编码系统，字母 b、s、d 和 e 代表身体功能、身体结构、活动和参与以及环境因素。首字母 d 指明在活动和参与成分中的领域，根据使用者的情况，可以用 a 或 p 替代首字母 d 以分别指明活动和参与。使用限定值是 ICF 编码的一个重要特点。ICF 编码只有在加上一个限定值后才算完整。限定值用于显示健康水平的程度（即问题的严重性），见表 3-4。

表 3-4　ICF 分类的限定值

限定值	身体功能	身体结构			活动与参与局限		情景性因素	
		一级（损伤程度）	二级（变化的性质）	三级（指出部位）	一级活动受限程度	二级（无辅助时参与局限程度）	障碍因素	有利因素
0	无残疾	没有损伤	结构没有改变	多于一个部位	无困难	无困难	无	无
1	轻度残疾	轻度损伤	完全缺失	右侧	轻度困难	轻度困难	轻度	轻度
2	中度残疾	中度损伤	部分缺失	左侧	中度困难	中度困难	中度	中度
3	严重损伤	重度损伤	附属部位	两侧	重度困难	重度困难	重度	充分
4	完全损伤	完全损伤	异常维度	前端	完全困难	完全困难	完全	完全
5	—	—	不连贯性	后端	—	—	—	—
6	—	—	偏离位置	近端	—	—	—	—
7	—	—	结构性质改变（包括积液）	远端	—	—	—	—
8	未特指	未特指	未特指	未特指	未特指	未特指	—	—
9	不适用	不适用	不适用	不适用	不适用	不适用	—	—

（三）ICF 的框架理念

ICF 的核心理论是采用生物 - 心理 - 社会学的模式，要求全面看待人的功能障碍及康复过程，包括器官 / 系统的功能障碍，个体活动能力受限和社会参与限制。功能障碍受环境因素和个人因素的交互影响。应特别注意的是功能障碍的另一个重要定义，即功能障碍是人和环境相互作用的消极方面。康复医疗的目的是将这些消极方面转化为积极方面。该转化的过程包括：

1. 通过康复训练和治疗的路径，改善患者自身功能以适应环境；
2. 通过代偿和替代的路径，提供患者适应环境的新能力；
3. 通过改造硬环境（建筑、无障碍设施、医疗等）和软环境（政府政策、社会态度和关系等），以保障患者的康复，并使患者在功能障碍的情况下可以适应社会。

（四）ICF 各构成成分之间的关系

ICF 将功能与残疾分类作为一种作用和变化的过程，提供多角度的方法。个体的功能状态是健康状况与情景性因素相互作用和彼此复杂的联系，干预了一个项目就可能产生一个或多个项目的改变。这种相互作用通常是双向的。见图 3-2。

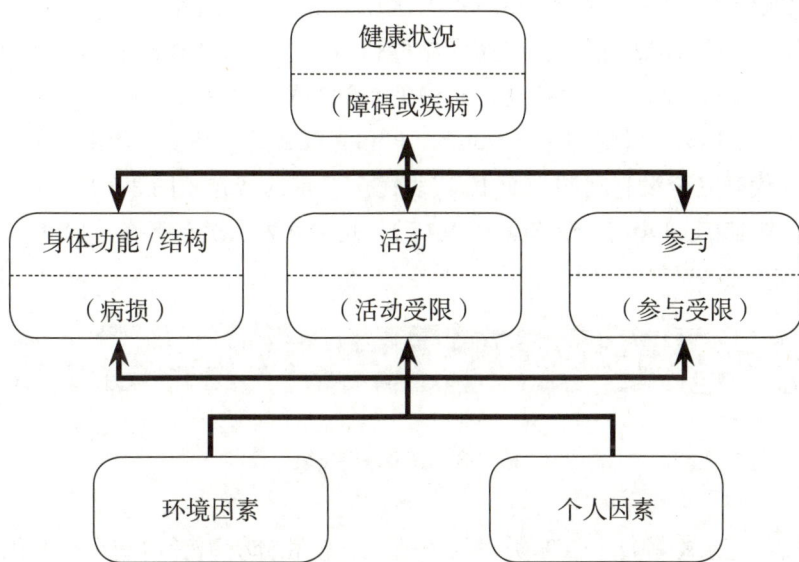

图 3-2　ICF 各构成成分之间的关系

四、ICF 对临床的指导意义

ICF 的临床应用可分为三个层次，分别是通用水平（ICF 通用组合），功能障碍水平（ICF 康复组合）和特定疾病与健康问题水平（ICF 核心组合）。通用组合适用于所有医学科室，用于医疗管理、医保政策和医疗质量等方面。康复组合适用于康复医学领域或者与康复密切相关的临床科室。核心组合是针对特定疾病 / 外伤或者健康问题的功能，适用于特定临床或者康复亚专业。临床使用 ICF 时，必须注意到这是多个学科和利益相关方的共同语言和工具。不仅临床工作者如医师、治疗师及护士能够评定，非医务人员如行政管理工作者，医保或质控管理人员等，也能够评定。不同利益相关方的应用目标：

1. **康复专业人员**　用于确定康复目标、制定康复方案、分解康复任务、评定治疗效果、调整康复方案、长期随访观察等。

2. **医院管理人员**　用于分析医疗工作状况、医疗质量控制、经济效益分析、医院与科室运营分析、发展战略分析等。

3. **医保管理人员**　用于功能结局分析、医保给付标准、医保监控、投入产出分析，社会影响分析、医保政策调整等。

4. **康复质控管理人员**　分析质控单元的运行状况、医疗隐患和管理措施，分析医疗功能结局等。

5. **康复临床科研人员**　作为研究工具，特别是结局分析的工具。

6. **康复医疗服务系统**　作为医院转诊的依据，分析各层级医疗的功能价值。

五、ICF 疾病核心组合

WHO-ICF 研究中心开发了 ICF 核心组合，包含简明版，综合版，通用组合以及康复组合。

1. ICF 通用组合

（1）原理：用最简洁的类目涵盖临床学科最共性最基本的功能问题，用于所有患者的基础功能评定，并与国际疾病分类（ICD）结合，成为所有医疗记录的基本内容。

（2）类目：共计 7 项。b130 精气神（原译能量和驱力功能）；b152 情感功能；b280 痛感；d230 执行日常事务；d450 步行；d455 到处移动；d850 有报酬的就业（表 3-5）。

（3）评定方式：采用数字评定量表（Number Rating Scale，NRS）。NRS 评定时界定两端，分别是 0 和 10，其中 0 代表完全没有问题，而 10 代表完全严重的问题（图 3-3）。NRS 在临床应用中的实例是疼痛评定量表（Visual Analogue Scale，VAS），其中 0 表示没有疼痛，10 表示最严重的疼痛。

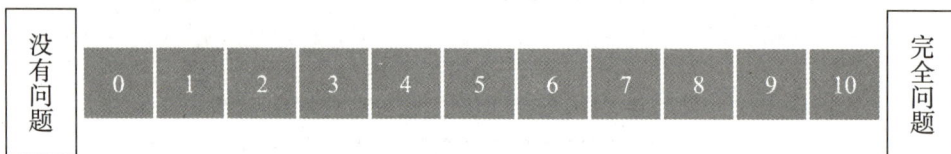

没有问题 | 0 1 2 3 4 5 6 7 8 9 10 | 完全问题

图 3-3　数字评定量表

（4）临床应用：记录患者每个 ICF 类目的分值，比较和分析患者功能水平变化，用于指导医疗与康复目标制定、治疗计划安排、任务分配以及治疗计划调整。由于 ICF 的分值是等级或者计数资料（ordinal data），在统计分析时要注意统计方法，不能简单地当做等距或者计量资料（interval data）进行分析。

2. ICF 康复组合

（1）原理：康复组合（原名功能障碍组合）为扩大版的 ICF 通用组合，在 7 个类目的基础上增加了 23 个类目，共计 30 个类目。其中"身体结构和身体功能"6 个，"活动和参与"17 个。除通用组合 7 个类目外，余 15 个类目适用于有医疗状况的人群，8 个类目适用于医疗全过程。

（2）类目：具体的类目和解释见表 3-5。

表 3-5　ICF 康复组合类目的临床解释

ICF 类目	临床解释
b130G 精气神	维持精力、气色、欲望（活动、食欲）的能力
b134 睡眠功能	入睡和维持睡眠时间和质量的能力
b152G 情感功能	具有和管理恰当心理和情感的能力
b280G 痛觉	情绪相关的不愉快的主观感受程度
b455 运动耐受功能	与心肺功能相关的维持运动时间和强度的能力
b620 排尿功能	随意控制和排出尿液的能力
b640 性功能	性活动有关的精神和躯体能力，包括性唤起、准备、高潮和消退阶段
b710 关节活动功能	关节活动的幅度和灵活性
b730 肌肉力量功能	肌肉或肌群收缩的能力
d230G 进行日常事务	计划、安排并完成日常生活事务的能力

续表

ICF 类目	临床解释
d240 控制应激	调节、控制、处理应激事件的能力
d410 改变身体基本姿势	从某种身体姿势转变为另一种姿势的能力
d415 保持一种身体姿势	保持某种身体姿势不变的能力
d420 移动自身	从某处平面移动身体到另一处平面的能力
d450G 步行	使用双下肢移动身体从某地到另一地的能力，总有一只脚在地面
d455G 到处移动	以非步行的方式，从一地移动身体到另一地的能力
d465 利用设备到处移动	使用辅助器具（拐杖、轮椅等）将身体从一处移动到另一处的能力
d470 利用交通工具	作为乘客利用交通工具到处移动
d510 盥洗自身	清洁和擦干全身或部分身体的能力
d520 护理身体各部	护理皮肤、牙齿、毛发、指（趾）甲和生殖器等的能力
d530 如厕	以恰当的方式完成大小便和经期护理的能力
d540 穿着	根据气候和环境选择衣物和鞋袜，并以适当的方式穿脱的能力
d550 吃	使用适当的器具将食物送入嘴中并能咽下的能力
d570 照顾个人健康	通过各种方式保持身体舒适健康及身心愉悦的能力
d640 做家务	居家生活，包括清洁居室，洗衣服，使用家用电器，储存日用品和处理垃圾等的能力
d660 帮助别人	帮助他人学习、交流、生活自理和到处活动，并使他们保持良好状态的能力
d710 基本人际交往	以符合社会背景的恰当方式与他人交往的能力
d770 亲密关系	与他人产生和维持亲密关系的能力，如夫妻、情侣等
d850G 有报酬的就业	获得有报酬工作的能力
d920 娱乐和休闲	参与娱乐、休闲活动以及任何形式的游戏等的能力

注：G 指通用组合的类目

（3）评定方式：采用数字评估量表 NRS 的方式。

（4）临床应用：用于评定特定疾病或者健康问题具有功能障碍的患者，其中通用组合的 7 个类目必评，根据临床需要可以选评另外 23 个类目，或从特定疾病的核心组合中选评。

3. ICF 核心组合

（1）原理：根据特定的疾病或者健康问题，结合疾病的特殊时期（急性期、亚急性期或恢复期），挑选最密切相关的类目，称之为 ICF 核心组合。根据临床应用的目的又分为简明核心组合（Brief Core set）和综合核心组合（Comprehensive Core Set）。前者用于临床实践，后者用于临床科研。

（2）种类：已有数十种疾病和健康问题建立了核心组合，包括急性期和亚急性期心血管、神经肌肉、骨关节等的核心组合。

（3）评定方式：采用 ICF 限定值作为其评定方式。

（4）临床应用：根据疾病和健康问题可以有针对性地选择核心组合（表3-6）。

表3-6　脑卒中ICF核心分类组合简版（举例）

ICF 类目		0	1	2	3	4	8	9
b110	意识功能							
b114	定向功能							
b167	语言精神功能							
b730	肌肉力量功能							
s110 脑的结构	程度 性质 部位							
d330	说							
d450	步行							
d530	如厕							
d550	吃							
环境因素		+4 +3 +2 +1	0	1	2	3	4	8	9
e310	直系亲属家庭							

第四节　残疾与预防

一、中国残疾分类标准

我国根据现有国情也制定了残疾分类标准，对残疾社会事业发展以及残疾预防与康复工作的开展都起到了重要指导作用。2006年4月1日第二次全国残疾人抽样调查制定了针对中国残疾人的标准，将残疾分成六类分别进行分级，每类根据残疾情况由重到轻各分成4级。六类残疾标准包括：视力残疾、听力残疾、言语残疾、智力残疾、肢体残疾和精神病残疾。但内脏残疾没有包括在内，使用时加以注意。具体内容如下：

1. **视力残疾**　视力残疾是指由于各种原因导致双眼视力障碍或视野缩小，通过各种药物、手术及其他疗法而不能恢复视功能者（或暂时不能通过上述疗法恢复视功能者），而难以做到一般人所能从事的工作、学习或其他活动。按照眼最佳视力分为：盲：一级盲（ < 0.02 ～无光感或视野半径 < 5°），

二级盲（0.02～0.05 或视野半径＜10°）。低视力：一级低视力（0.05～0.1）、二级低视力（0.1～0.3）。

2. 听力残疾 听力残疾是指由于各种原因导致双耳听力丧失或听觉障碍，而听不到或听不清周围环境声音。听力障碍者，以较好一侧为准，按语言频率平均听力（500Hz、1000Hz、2000Hz，听力的平均值）损失程度分为：聋：一级聋（＞91dB）、二级聋（71～90dB）。重听：一级重听（56～70dB）、二级重听（41～55dB）。

3. 言语残疾 言语残疾是指由于各种原因导致的不同程度的言语障碍（经治疗一年以上不愈或病程超过两年者），不能或难以进行正常的言语交往活动（3 岁以下不定残）。

（1）言语残疾包括：

1）失语：是指由于大脑言语区域以及相关部位损伤所导致的获得性言语功能丧失或受损。

2）运动性构音障碍：是指由于神经肌肉病变导致构音器官的运动障碍，主要表现不会说话、说话费力、发声和发音不清等。

3）器官结构异常所致的构音障碍：是指构音器官形态结构异常所致的构音障碍。其代表为腭裂以及舌或颌面部术后。主要表现为不能说话、鼻音过重、发音不清等。

4）发声障碍（嗓音障碍）：是指由于呼吸及喉存在器质性病变导致的失声、发声困难、声音嘶哑等。

5）儿童言语发育迟滞：指儿童在生长发育过程中其言语发育落后于实际年龄的状态。主要表现不会说话、说话晚、发音不清等。

6）听力障碍所致的语言障碍：是指由于听觉障碍所致的言语障碍。主要表现为不会说话或者发音不清。

7）口吃：是指言语的流畅性障碍。常表现为在说话的过程中拖长音、重复、语塞并伴有面部及其他行为变化等。

（2）言语残疾的分级

1）言语残疾一级：无任何言语功能或语音清晰度≤10%，言语表达能力等级测试未达到一级测试水平，不能进行任何言语交流。

2）言语残疾二级：具有一定的发声及言语能力。语音清晰度在11%～25%之间，言语表达能力未达到二级测试水平。

3）言语残疾三级：可以进行部分言语交流。语音清晰度在26%～45%之间，言语表达能力等级测试未达到三级测试水平。

4）言语残疾四级：能进行简单会话，但用较长句或长篇表达困难。语音清晰度在46%～65%之间，言语表达能力等级未达到四级测试水平。

4. 智力残疾 是指人的智力明显低于一般人的水平，并显示出适应行为的障碍。按其智力商数（IQ）及社会适应行为来划分智力残疾的等级（表3-7）。

表3-7 智力残疾分级

级别	分度	与平均水平差距—SD	IQ 值	适应能力
一级	极重度	≥5.01	20 或 25 以下	极度适应缺陷
二级	重度	4.01～5	20～35 或 25～40	重度适应缺陷
三级	中度	3.01～4	35～50 或 40～55	中度适应缺陷
四级	轻度	2.01～3	50～70 或 55～75	轻度适应缺陷

5. 肢体残疾 是指人的四肢残缺或四肢、躯干麻痹、畸形，导致人体运动系统不同程度功能丧失或功能障碍。从人体运动器官系统有几处残疾、致残部位的高低和功能障碍程度综合考虑，分为四级肢体残疾，各级中均包括截瘫、截肢及功能障碍者（表3-8）。还可按其日常生活活动能力进行整体功能评价、记分，按总分划分为完全不能实现日常生活活动、基本不能实现日常生活活动、能够部分实现日常生活活动、基本能够实现日常生活活动四个等级。

表 3-8　肢体残疾分级

级别	功能障碍
一级	（1）四肢瘫痪，完全性截瘫，双髋关节无自主活动能力，偏瘫，单侧肢体功能全部丧失 （2）四肢在不同部位截肢或先天性缺肢，单全臂（或全腿）和双小腿（或前臂）截肢或缺肢，双上臂和单大腿（或小腿）截肢或缺肢，双全臂（或双全腿）截肢或缺肢 （3）双上肢功能极重障碍，三肢功能重度障碍
二级	（1）偏瘫或截瘫，残肢仅保留少许功能 （2）双上肢（上臂或前臂）或双大腿截肢或缺肢，单全腿（或全臂）和单上臂（或大腿）截肢或缺肢，三肢在不同部位截肢或缺肢 （3）两肢功能重度障碍，三肢功能中度障碍
三级	（1）双小腿截肢或缺肢，单肢在前臂、大腿及其上部截肢或缺肢 （2）单肢功能重度障碍，两肢功能中度障碍 （3）双拇指伴有食指（或中指）缺损
四级	（1）单小腿截肢或缺肢 （2）单肢功能中度障碍，两肢功能轻度障碍 （3）脊椎（包括颈椎）强直，驼背畸形大于70°，脊椎侧凸大于45° （4）双下肢不等长，差距大于5cm （5）单侧拇指伴有示指（或中指）缺损，单侧保留拇指，其余四指截除或缺损

6. 精神病残疾 是指精神病人病情持续一年以上未痊愈，从而影响其社交能力和在家庭、社会应尽职能上出现不同程度的紊乱和障碍。精神病残疾包括：脑器质性、躯体疾病伴发的精神障碍；中毒性精神障碍，包括药物、酒精依赖；精神分裂症；情感性、偏执性、反应性、分裂情感性、周期性精神病等造成的残疾。为了易于与国际资料相比较，按照世界卫生组织提供的《社会功能缺陷筛选表》所列十个问题的评价，划分精神病残疾为四个等级。

7. 综合残疾 是指不同类别的残疾在一个个体同时存在，包括2个或2个以上类别，这在残疾评定中是比较复杂的问题。在1986年制定的《全国残疾人抽样调查五类残疾标准》中，规定凡有2种或多种残疾的人列为综合残疾，而未有分级的标准。

二、 疾病和残疾的三级预防

由于疾病谱的改变，预防的重点也已从生物学预防进入社会预防阶段，特别对慢性病的预防以及因慢性病所导致的残疾预防均已成为当前卫生工作者的重点之一。残疾预防是康复医学的重要内容，与康复治疗相互补充。根据预防医学三级预防，残疾的预防也应在国家、地区、社区以及家庭不同层次进行三级预防。

（一）疾病的三级预防

1. **一级预防** 亦称病因预防，是针对致病因素的预防措施。又分两大方面，一是对环境的措施，包括消除环境污染，保护大气、土壤、作物、水源、食品等以减少环境污染而造成的危害，开展健康教育等。二是针对人体的措施包括讲求卫生、做好预防接种，慎重选用医学措施和药品，以及对各种不同人群妇女、妊娠、儿童、老人的卫生保健工作等。

2. **二级预防** 就是临床前期预防，即强调早期发现、早期诊断、早期治疗，使疾病得到及早、彻底治愈。这需要人群对疾病认识的普及，以及提高医务人员的素质，两者缺一不可。

3. **三级预防** 即临床预防，对已患疾病应认真治疗，防止恶化，预防并发症。

（二）残疾的三级预防

1. **一级预防** 指预防可能导致残疾的各种损伤或疾病，避免发生原发性残疾的过程，旨在减少损伤的发生，能最有效地预防残疾，可降低残疾发生率的70%。例如通过从青少年开始进行积极的运动锻炼和生活方式修正，减少或预防冠心病以及脑血管疾病的发生，从而预防冠心病或脑血管意外导致的残疾。

主要措施是预防各种致残因素。优生优育、严禁近亲结婚、加强遗传咨询、产前检查、孕期及围生期保健；预防接种以防止传染病；积极防治老年病、慢性病；合理营养；合理用药；加强卫生宣教教育、注意精神卫生；防止意外事故、降低职业病害。

2. **二级预防** 指疾病或损伤发生之后，采取积极主动的措施限制或逆转由病损造成的残疾，可降低残疾发生率的10%～20%。例如在脑血管意外之后，早期进行肢体的被动活动以预防关节挛缩，采取合适的体位避免痉挛畸形，定时翻身以避免发生压疮等。

预防措施的核心是早期发现、早期治疗。包括疾病早期筛查；适当的药物治疗和必要的手术治疗；进行社会干预以防止再度发生其他损伤，例如防止在躯体疾病之后再出现精神障碍；早期的康复治疗和控制危险因素以控制疾病的发展；同时还要进行职业咨询和教育咨询；提供适当的工作；改变家庭与社会态度。

3. **三级预防** 指残疾已经发生，采取各种积极的措施防止不可逆转的病损恶化为残疾或残障，以减少残疾、残障给个人、家庭和社会所造成的影响。这是康复预防中康复医学人员涉入最深和最多的部分。

主要措施包括：康复治疗，如物理治疗、作业治疗、心理治疗、言语治疗以及康复工程、职业咨询和康复、社会康复与教育；提供教育和合适的工作；提供适当的居住条件和交通工具；消除体力障碍。同时为克服残障患者依赖性，还应强调社会心理方面的措施。

三、 医学进步对残疾预防的影响

随着医学理论和医疗技术的发展和提高，残疾预防得到强大的理论和技术保障，从而更有利于残疾预防工作的开展。但应该指出的是，医学的发展和进步使得过去无法挽救的生命得以延长，从而相对地增加了致残率（例如过去会死于严重事故而现在经抢救成活的患者，接受精心外科手术和化疗的癌症病人，脑卒中、严重心血管患者以及产科合并症的幸存者等）。为此，在贯彻执行残疾三级预防原则和宗旨中，要考虑到这方面因素的影响，对病损主要原因的预防中应加强对这方面的研究。

四、 康复治疗和预防病损

康复治疗和预防病损在三级残疾预防中是互相弥补的。运用预防技术是为了减少病损，当预防措施失效，出现病损或在缺乏适当的预防措施和技术时，康复治疗则显得尤为重要。全面实行一级和二级预防并不降低康复治疗的重要性。

康复治疗促进二级预防，阻止病损恶化而导致的残疾。病损后若不及时进行康复治疗或由于不了解康复治疗原则而采取错误方法，从而使病损恶化而发展至残疾。如肘关节肱骨髁间骨折后石膏固定时间过久，且又无早期康复概念，则会导致在拆除石膏后既有肘关节功能障碍，又有肩关节，甚至腕关节功能受限，从而导致上肢多关节功能受限，出现残疾。若早期进行康复治疗，即使肘关节功能受限，但肩、腕关节活动功能良好，虽然仍有病损，但不影响日常生活，不致恶化为残疾。

康复治疗是三级残疾预防的主要措施，预防残疾向残障发展。残疾并非一定会导致残障，然而若未进行康复治疗，包括社会康复、职业康复，会使失能者被处于不利地位的机会而不能回归社会发展为残障。

第五节　残疾相关的政策法规

残疾人在实现其个人潜能中受到生理、法律、社会等多方面的阻碍。国际社会和各国政府制定和发布了一系列残疾相关的政策和法令法规，有力地保证了残疾人合法权益和公平地参与社会，促进了残疾人事业的发展。

一、 国际相关的残疾政策与法令

联合国早在 1971 年第 26 次大会就通过 2856 号决议："精神迟滞者权利宣言"。揭开了国际社会共同维护残疾人权益的新篇章。随后在 1975 年联合国第 30 次大会通过了"残疾人权利宣言"的 3447 号决议。1982 年第 37 届联合国大会决定 1983—1992 年为"联合国残疾人十年"，通过《关于残疾人的世界行动纲领》。1994 年联合国又发布了"残疾人机会均等的标准规则"。国际上还规定每年 12 月 3 日是"国际残疾人日"。更令人鼓舞的是，2006 年 12 月 13 日联合国大会通过了《残疾人权利公约》（Convention of the Right of Persons with Disabilities），是国际社会在 21 世纪通过的第一个人权公约，是联合国历史上通过的第一个内容全面的保护残疾人权利的国际公约，具有重要的历史意义。旨在促进、保护和确保所有残疾人充分和平等地享有一切人权和基本自由，并促进对残疾人固有尊严的尊重。中国是最早签署《公约》的国家之一。该《公约》具有法律约束力，将指导各国立法，从建筑、城市规划、交通、教育、就业和娱乐以及残疾康复等所有方面，改善残疾人的生存状况。

此外，国际社会也制定了相应政策和纲领文件，推动残疾预防和康复事业的开展。世界卫生组织于 1980 年制定了"国际残疾分类"方案。1981 年发表了"残疾的预防与康复"。1994 年国际劳工组织、联合国教科文组织、世界卫生组织发表了联合意见书：《社区康复（CBR）——残疾人参与、残疾人受益》。2002 年世界卫生组织又修订通过了《国际功能、残疾、健康分类》（ICF）。这些国际性纲领文件大大推动了残疾的预防与康复工作的开展。2005 年 5 月第 58 届世界卫生大会通过"残疾，包括预防、管理和康复"的决议，要求各成员国加强执行联合国关于残疾人机会均等标准规则，促进残疾人在社会中享有完整的权利和尊严，促进和加强社区康复规划，卫生政策和规划中纳入有关残疾的内容。该决议和《联合国残疾人机会均等标准规则》成为世界卫生组织行动主要依据的两个指导性纲领文件。

二、 我国相关的残疾政策与法令

残疾人事业一直得到政府高度重视。国家为发展残疾人事业、改善残疾人状况采取了一系列重大措施：颁布残疾人保障法、残疾人教育条例、残疾人就业条例；建立统一的残疾人组织、制定实施残疾人事业发展规划和残疾人扶贫攻坚计划；开展残疾人自强活动；进行宣传和公众教育，倡导文明的社会风尚；积极发展残疾人领域的国际交往等。

1988 年国务院批准颁布实施了"中国残疾人事业五年工作纲要"（1988—1992），有创见地提出了三项残疾康复（白内障复明、小儿麻痹后遗症矫治、聋儿听力语言训练），取得了很大成绩，引起了国际关注。

1990 年 12 月 28 日全国人大常委会一致通过了我国第一部《残疾人保障法》，于 1991 年 5 月 15 日起生效。该法全面地提到残疾人权利的保障，有利于他们平等参与。保障法共计九章 54 条，在康复一章中对康复的职责、指导原则、组织实施、人员培养和器具，都有详细的论述和规定，以为残疾人提供有效的康复服务。1994 年发布施行《残疾人教育条例》并于 2017 年修订，2007 年发布施行《残疾人就业条例》，以保障残疾人受教育的权利，发展残疾人教育事业，促进残疾人就业，保障残疾人的劳动权利。

2001 年国务院总理在我国第十个发展纲要报告中，已将康复纳入其中。2002 年 8 月国务院办公厅转发卫生部、民政部、财政部、公安部、教育部、中国残联《关于进一步加强残疾人康复工作的意

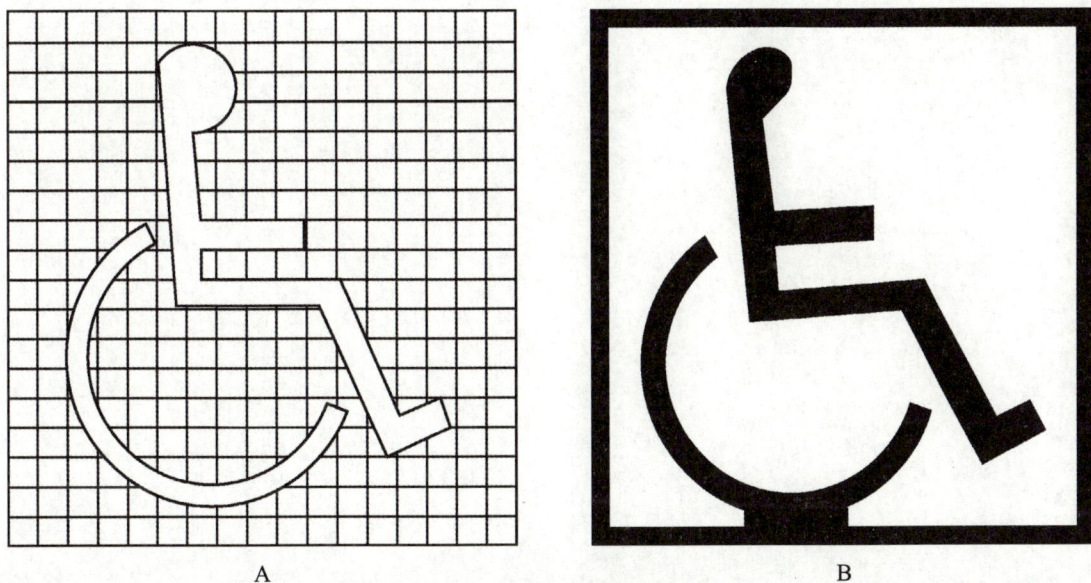

图 3-4　残疾人国际通用标识
A. 比例图；B. 标识图

见》提出目标：到 2015 年实现残疾人"人人享有康复服务"。2017 年国务院发布《残疾预防和残疾人康复条例》，并于 2017 年 7 月 1 日起施行。我国还规定每年五月第三个星期天为该年全国助残日，每年有特定的目标和主题。开展全国助残日活动，不仅可以为残疾事业做许多具体、切实、有效的工作，也在不断地教育群众，提高人们对残疾认识与康复意识，推动我国残疾人康复事业。

政府各部委也发布许多相关文件，推动我国残疾人康复事业。尤其是国家建设部、民政部和中残联在 1988 年发布《方便残疾人使用的城市道路和建筑物设计规范》，2012 年国务院发布《无障碍环境建设条例》，并于 2012 年 8 月 1 日起施行。确定建筑物内外部的无障碍设计要求。包括坡道、音响交通信号、触感材料（盲道、建筑物、公用设施等）使用的规定，电梯、走廊、厕所、盥洗、浴室、电话、信箱、饮水设施等便于残疾人使用的要求。我国也已接纳使用国际残疾人相关标识、规定，在大多数公共设施，均标有残疾人可以进入、使用的标志（图 3-4）。

（王红星）

第四章
功能障碍

本书其他章节对功能障碍的分类、康复评定、康复治疗有深入的讨论，本章只从概念上阐明。

功能（function）是指组织、器官、肢体等的特征性活动，如手的功能是利用工具劳动，下肢的功能是支撑身体和走路，胃的功能是消化食物，脑的功能是思维等。各种功能均有自己的特征。当本应具有的功能不能正常发挥时，即称为功能障碍（dysfunction）。

与功能和功能障碍相对应的是：身体的功能和结构、活动和参与。当身体的功能和结构发生障碍时，即为残损或病损；当活动和参与有障碍时，即为活动受限和参与受限。

功能障碍与健康状况本身的变化存在着交互作用的关系。不能简单地从一种损伤或多种损伤去推测能力受限或活动表现的局限。

功能障碍评定的意义在于：通过对功能障碍的性质、范围、类别及严重程度作出判断，为残疾分类、估计预后、制定和调整康复治疗方案、评估治疗效果以及提出进一步全面康复计划提供依据。

功能障碍评定的步骤包括：病史询问、体格检查、功能检查（包括标准化测试工具）、专科会诊、实验室检查、影像学检查等，汇总资料，作出评定报告。

康复治疗的目的是：最大程度促进功能恢复，帮助功能障碍者尽量适应其受限的状态，尽量减少内在和外在的限制因素，充分利用各种必要的辅助条件和资源，因地制宜，使其完成尽可能多的功能活动。

世界卫生组织（WHO）从1996开始制定了新的残疾与健康分类体系——《国际功能、残疾和健康分类》（International Classification of Functioning, Disability and Health, ICF）。在2001年5月第54届世界卫生大会上通过决议，鼓励各成员国考虑其具体情况，在研究、监测和报告中应用ICF。ICF中文版已经完成并出版发行。

据残疾人抽样调查数据，目前全国各类残疾人的总数增加到8296万人，约占全国总人口的比例为6.34%。使残疾人回归社会、重新参与社会生活，是全面康复的核心问题、根本问题。但不同类型、不同性别和不同年龄的残疾人，其身体和心理障碍，以及参与社会的欲望、程度、条件、目的和结果均存在差异。

本章按照ICF三个构成成分（身体功能和结构、活动和参与以及环境因素）中的有关的内容，分别介绍残损、活动受限与参与受限及其相关的康复评定与康复治疗。

第一节　功能障碍的定义和分类

一、残损

身体功能是身体各系统的生理功能（包括心理功能）。身体结构是身体的解剖部位，如器官、肢体及其组成成分。残损是身体功能或结构出现的问题，如显著的变异或缺失。

按照 ICF 的分类，身体功能和身体结构是两个不同但又平行的部分，它们各自的特征不能相互取代。结构与功能是分离的，将身体结构与功能缺损分开处理，以反映身体所有缺损状态。

身体功能或结构方面应包括：精神功能，例如，各种因素所致的脑损伤就可在临床上出现上述各种精神功能的障碍；感觉功能和疼痛，例如，各种先天和伤病因素可导致视、听、辅助感觉功能的障碍以及疼痛的发生；发声和言语功能，例如，失语症患者可出现各种发声和言语功能的障碍；心血管和呼吸系统功能，例如，高血压、慢性阻塞性肺疾病患者可出现心肺功能障碍；消化、代谢和内分泌系统功能，例如，消化系统肿瘤、糖尿病等可出现功能障碍；泌尿生殖和生育功能，例如，脑损伤、脊髓损伤患者可出现二便功能（尿失禁、尿潴留、便秘、性交障碍等）的障碍，神经肌肉骨骼和运动有关的功能，例如，中枢损伤后瘫痪可出现肌张力障碍、粗大运动模式、不自主运动、反射异常、平衡障碍、共济失调、姿势、步态异常等。

任何组织、器官或系统对外界伤害起反应，这种反应就会引起人体的心理、生理或解剖结构或功能的丧失或异常，即残损或病损。临床上可表现为力弱、运动受限、疼痛或精神（情绪、认知等）的障碍等；必须注意其功能是部分躯体（如血管系统）的功能问题，而非整个人的功能。

二、 活动受限

活动是由个体执行的一项任务或行动。活动受限是个体在进行活动时可能遇到困难。

按照 ICF 的分类，用活动受限替代残疾的概念，活动是一个中性词，用活动受限取代残疾反映了目前残疾人对自己状态的新认识。该分类还使用严重程度指标，对限制活动的情况进行描述。

活动的含义应包括：学习和应用知识的能力、执行一般任务和要求的能力、交流、移动（身体移动和移动物体）、自理、家庭生活等方面。活动是人的高级功能之一，各种原因所致的高级中枢神经系统的损害（脑卒中、脑外伤、老年性痴呆等）可出现上述各种表现的活动受限。

残损与活动受限之间的任何因果关系都是松散的、多因素的，而且这种关系可以是双向的。比如：单纯的肌肉问题发展到一定程度也会导致活动受限方面的问题，不能行走（活动受限的一种）的发展可以加重肌肉无力和萎缩或挛缩（身体结构问题），但通过积极的康复干预又可以在肌肉无力和萎缩或挛缩（身体结构问题）存在的同时使活动受限得到缓解或消除。

三、 参与受限

参与是指投入到一种生活情景中。参与受限是个体投入到生活情景中可能经历到的不便或困难。

按照 ICF 的分类，该分类系统用参与受限代替残障的概念，并列举了一系列环境因素以确定参与社会生活的程度。

参与受限的含义应包括：人际交往和人际关系，主要生活领域，如社区、社会和公民生活等方面。参与受限的含义在不同的背景（社会制度、种族、社区、家庭等）下是不一样的，应根据具体情况确定。

一般认为，残损［身体结构和（或）功能方面的问题］表达在组织和器官层面，活动受限表达在整体人的层面，参与受限则表示在环境和社会的层面。从临床上讲，参与受限可以是外界或环境因素的限制因素，也可以是个人因素限制该人的社会活动功能。

工作中的活动受限与工作上的参与受限不同，前者是由于活动受限而不能进行工作，而后者是由于参与受限而无法取得工作。例如，由于雇主不愿意对建筑改造，造成使用轮椅的残疾人无法取得工作；或者踝关节以下截肢后佩戴假肢，有能力驾驶大卡车，但由于驾照发放的限制无法工作。

第二节　功能障碍的评定

在全面了解评定对象的临床情况的基础上，功能障碍的评定必须包括：
1. 确定现存的和康复所要求的功能水平。
2. 确定受限制的性质及其严重程度。
3. 确定受限制因素。
4. ICF 体系作为功能障碍评定的基本框架。

一、 确定现存的和康复所要求的功能水平

以日常生活活动能力（activities of daily living，ADL）评定为例，在各 ADL 分类中，必有亚类，如活动项（从一点转移到另一点）可以用几种技术实现（如步行、爬行、单脚跳、轮椅），也包括在平滑的或粗糙的平面上移动、过门、上下斜坡、围栏、阶梯等活动。在确定了评定对象能完成的项目后，通常康复专业人员会采用该对象易于完成的动作，例如髋部骨关节炎患者能从圈椅坐位站立但有困难，可以采用从高凳子坐位站立训练，而不要从未经改造的浴盆坐位站立。所以必须弄清各种动作的难易度，而有些动作的难易需视疾病而定，比如骨关节炎患者可以行走但不能单脚跳，而截肢患者可以单脚跳却不能行走。只有了解评定对象现存的和康复（包括评定和治疗）所要求的功能水平，才能达到康复意义上的功能评定要求，才能了解评定对象的功能需要和目标。

二、 确定受限制的性质及其严重程度

任何特定的功能限制均可以采用相应的量化指标进行评定。例如完成某项活动的时间、完成计件工作的数量等，评定内容还应包括所需要帮助的程度（如他人介入的程度、时间等）。对功能活动的帮助可采用辅助器具或他人（动物）相助，不应拒绝使用，辅助器具或他人帮助可以解决患者功能需要，但应在评定结论中加以注明，如在帮助下或监督下完成等。

各种评定量表是功能限制评定的常用工具之一。如被广泛采用的功能独立性量表（functional independence measure，FIM）可以灵敏和可靠地反映活动受限的性质和程度，为临床康复提供依据。

评定内容中依赖他人情况的准确反映，对于某些功能受限者的康复计划制订是十分重要的。例如，一个严重的多关节炎患者要求其炎症关节独立活动是有害的，在此情况下依靠他人帮助家务劳作推动他过渡到完全个人生活自理是可取的；但应根据评定结果及时调整康复计划，以避免过度依赖他人的情况发生。

三、 确定受限制因素

限制因素影响功能的高水平发挥，弄清限制因素对临床康复具有重要意义，因为康复计划的主要

目的之一就是帮助残疾者改变或克服这些限制因素。限制因素可以是内在的或外在的，内在的限制因素如病伤所造成的损害（如衰弱无力、运动受限），外在因素如环境（交通工具、上下阶梯、公共场所的无障碍设施、雇主的态度）以及对有能力工作的人的用工限制等。

需要注意的是，限制因素的矫治会暴露其他问题，如髋关节置换术可以消除上下阶梯的限制因素所导致的疼痛，但有可能出现原来还未认清的限制，如膝关节疼痛、劳累后心肺功能降低等。所以限制因素的评定应有全方位的考虑。

四、 ICF 体系作为功能障碍评定的基本框架

ICF 从身体功能或结构、活动受限和参与受限三个水平提出了相关标准评定方法和量表，ICF 作为临床工具可以用于需求评定、治疗方法的选择、职业康复与评定、康复及其结果评估等多个方面。ICF 还可以用于临床教育与研究。但 ICF 公布的时间不长，其提出的各类功能障碍的相关标准评定方法和量表能否为人们广泛接受、认可，要走的路还很坎坷，还需要时间的考验。一些学者开始采用 ICF 的评价体系与传统的评定方法进行比较，并进行统计学上的信度和效度的分析。下面以脊髓损伤和脑卒中为例说明 ICF 的评价体系与传统的评定方法的关系。

（一）脊髓损伤康复评定的示例

脊髓损伤（spinal cord injury，SCI） 是由各种原因引起的脊髓结构、功能的损害，造成损伤水平以下脊髓功能障碍。脊髓损伤后，患者受损水平以下的运动、感觉、反射和自主神经功能都发生障碍，颈段损伤常引起四肢瘫，颈段以下损伤常引起截瘫，两者均可伴有大小便功能障碍。

以脊髓损伤患者功能评定为对象，传统的评定方法是以美国脊柱损伤协会（American Spinal Injury Association，ASIA）损伤分级评定和日常生活活动能力（activities of daily living，ADL）对患者进行评定，采取患者自我报告、临床记录、医学检查等方式。

使用 ICF 检查表可以按照身体水平、个体水平和社会水平三个水平进行评定。身体水平：包括身体结构和身体功能。对于脊髓损伤而言，身体结构评定包括脊髓损伤的部位：颈椎和颈部脊髓、胸椎和胸部脊髓、腰骶椎和腰骶部脊髓以及圆锥马尾；依靠体检评定与运动有关的结构如头、颈、肩、四肢、躯干、皮肤结构；损伤范围大小：如脊椎的 CT 测量和脊髓 MRI 的检查结果。脊髓损伤主要损伤神经肌肉功能和运动相关功能、消化、代谢和分泌功能、泌尿生殖功能、感觉功能、精神功能等；个体水平和社会水平（活动与参与的评定）：主要评定患者从事一般任务和要求、活动、自理、家庭生活、主要生活领域和社区、社会和公民生活；背景性因素：包括环境因素和个人因素，前者是评定的主要内容，它包括个人用品和技术、自然环境和对环境的人为改变、支持和相互联系、态度、服务、体制和政策。

一些研究结果显示，ICF 临床检查表的身体功能得分与 ADL 和 ASIA 评定间有较高的相关性。但 ICF 有着传统评定工具所不具备的优势，即综合性较好，除可评定身体的结构与功能外，还可评定受试者的活动表现与社会参与性以及环境因素对受试者造成的影响。相比较而言，ADL 仅对个体的日常生活活动进行评定，而 ICF 则加入了社会参与评定，因此评定的水平较高。ASIA 分级法虽从感觉和运动两个方面对受试者进行分级，但其所涉及的身体结构与功能信息没有 ICF 全面系统。

（二）脑卒中康复评定的示例

在脑卒中评估时按照 ICF 体系进行组织安排评测的内容。在脑卒中评定时按照不同水平进行评

定，即身体水平——身体结构和身体功能、个体水平——活动、社会水平——参与，以及背景性因素（包括环境因素和个人因素）。

身体水平包括身体结构和身体功能。因此脑卒中的损伤水平的评定也应该包括身体结构和功能两个方面。

身体结构对于脑卒中而言非常重要，需要评定的身体结构是脑卒中的病变部位和大小：脑的部位，如大脑、小脑、脑干等；脑血管，如大脑中动脉、大脑前动脉等；大小，如头颅 CT、MRI 测量的结果等。其他可能需要评测的结构有骨骼肌肉系统等。这些身体结构方面的评定可以为脑卒中的处理、预后的估计和研究提供极为有用的信息。例如，有研究显示，内囊后肢是唯一一个与预后（上肢恢复从共同运动到分离运动）明显相关的结构，内囊后肢受损则预后差；按照恢复上肢分离运动的可能性从大到小的顺序排列为：皮质、放射冠和内囊后肢。

身体功能的评定：脑卒中后导致的损伤很多，身体功能评定是目前许多康复治疗的前提，也是估计预后的重要依据，是非常重要的必须记录的后果。由于脑卒中所致的损伤主要涉及 ICF 所描述的精神功能、感觉功能、发声和言语功能、神经肌肉功能和运动相关功能等多方面的损伤。所以我们在临床康复中，应当先进行神经系统和骨骼肌肉系统的检查，以便发现相应的损伤。其中对康复有重要影响的损伤，应该选择标准化的量表进行定量化的评定。

活动水平的评定：在 ICF 中，列出了很多的活动内容。但就目前有关脑卒中的活动水平的评定量表主要是评测日常生活活动能力（ADL），因为患者的 ADL 能力对患者本人、家庭和社会都有重大影响。ADL 的能力提示患者适应社会的能力，ADL 的独立程度对患者的自尊有着直接的影响。ADL 不能自理及依赖他人来完成将对患者的精神生活、社会地位和经济状况造成极大的打击，引起抑郁，缺乏自信，没有生活的目的及热情。而 ADL 的独立则增加患者的自尊。对家庭来说，患者 ADL 不能自理，将扰乱家庭的平衡状态，改变家庭日常生活规律，在家庭成员之间造成感情的不和谐，增加家庭的负担。对社会来说，则是一种经济和社会负担。因此 ADL 成为活动水平的主要评测内容。在工作中，使用 ADL 评测方法的主要作用是：监测功能变化；评估依赖程度；作为观察或随访等的简单列表使用；有助于同行间和不同部门之间的交流。同时我们也应当清楚地认识到 ADL 评测方法的缺点：使用 ADL 评测方法进行评测，不能确定造成患者功能依赖的原因；不能指导我们采用何种具体的治疗方法。但在采用某种治疗方法后，可以用来评价该种方法是否有效。在众多的 ADL 评测工具中，所选用的 ADL 主要包括三个方面的内容：移动：床上的运动（如移动位置、翻身、坐起等）、转移、坐、站立、步行、与劳动有关的运动（如弯腰、跪、蹲、推拉、够物等）；生活自理：进食、修饰、洗澡、穿衣、上厕所、交流等；家务：做饭、家庭卫生、理财、购物、使用电话、药品使用、洗衣服、时间安排和交通等。

参与水平的评定：虽然在 ICF 中列出了参与水平的内容，但目前还没有该水平的评定方法，或者说正在制定中。这是因为该水平的评定与医务工作者无法控制的诸多因素有关。也有人将生活质量（quality of life，QOL）评定量表作为参与水平的评定指标之一。

背景性因素的评定：背景性因素对康复具有重要影响，可以影响脑卒中的恢复或影响患者接受某项治疗，如并发症；或影响患者的社会回归，如从亲朋好友中获得的社会支持；或影响对一些辅助器具的选用或环境改造等。此外，在参与水平的评定时，也与背景因素有关系。在脑卒中时，应当评定的背景性因素包括：患者本人方面的特点：如流行病学的一般特点（年龄、性别、教育水平等）、以前的功能水平、生活习惯、爱好、并发症等；家庭和护理人员的特点：如可以从家庭成员中获得有力的支持；居住的环境和社区的特点：如家庭的居住条件、社区的便利程度等等。

由上可以看出，按照 ICF 进行组织安排康复评定，使评定过程能够条理清晰、目的明确地进行。

使我们可以获得更为全面的、统一的、客观的康复评定结果。使处于不同文化背景下的不同使用者在各个领域，就个体"功能、残疾和健康情况"有一个共同的评测工具，体现作为社会成员的具体生活和健康状态。

第三节　功能障碍的治疗

功能障碍的处理因疾病、功能限制和个体不同而变化，但康复治疗计划的制订和实施原则应包括：

1. 明确临床症状的处理与功能障碍恢复的关系。
2. 尽量减少内在限制因素的原则。
3. 尽量减少外在限制因素的原则。
4. 使用必要的辅助器具。
5. ICF 体系作为功能障碍康复计划制订的基本框架。

一、 明确临床症状的处理与功能障碍恢复的关系

明确临床症状与功能障碍的关系对于康复治疗计划的制订和实施十分重要。例如，一个完全性脊髓损伤的患者，对于损伤平面以下肢体的感觉和运动功能的恢复就不宜投入过多的资源；急性腰扭伤的患者，不能完成一些特定的功能活动，应暂时接受这种受限的现实，不必要过分着急于恢复他的功能，而应以休养和相应的临床治疗为主。

在一些渐进性疾病如类风湿关节炎或多发性硬化症中，患者常常随着病情的进展而出现功能能力的进行性下降，康复计划应随之调整，应以减缓功能能力下降的程度为目标。对于一些确实难于精确判明功能受限程度、只能对躯体病损作出粗略估计的病损，如果患者功能障碍的程度比预期严重，康复专业人员就应调整患者的期望值，而不应制订与现实不符的康复目标。

对一些突发的不可逆的功能障碍（如脊髓损伤、脑卒中等所致的截瘫、偏瘫等），康复专业人员要帮助患者降低期望值，帮助患者度过突发功能障碍导致的心理改变的各阶段（即否认、愤怒、讲条件），使其正确面对现实。帮助患者确定实际的目标，进行教育和咨询，并协调康复治疗小组（包括患者及其家庭）多学科的合作。

二、 减少内在限制因素的原则

在 ICF 分类体系中，将影响健康状况及造成功能和残疾结果的背景性因素分为：环境因素和个人因素。内在限制因素即指个人因素，是与个体相关联的、不利于功能障碍恢复的背景性因素，如某人的功能和残疾状况（疾病、障碍、损伤、创伤等）、年龄、性别、社会阶层、生活经历等等。

还应该指出的是个人因素是个体生活与生存的特殊背景，由不属于健康状况或健康状态的个人特征所构成。这些因素可能包括性别、种族、年龄、健康情况、生活方式、习惯、教养、应对方式、社会背景、教育、职业、过去与现在的经历（过去的生活事件和现时的事件）、总的行为方式和性格类

型、个人心理优势和其他特征等，所有这些因素或其中任何因素都可能在任何层次的残疾中发挥作用。

许多内在限制因素（如病损及其所致的认知或行为异常）可以通过各种治疗手段加以处理，包括：患者教育、行为矫正、药物治疗、物理治疗和手术等方式。这些方法在本书相关章节已有介绍。

三、 减少外在限制因素的原则

外在限制因素在 ICF 体系中被归纳为不利的环境因素。环境因素是指构成个体生活背景的外部或外在世界的所有方面，并对个体的功能发生影响。环境因素包括自然界及其特征、人造自然界、与个体有不同关系和作用的其他人员、态度和价值、社会体制和服务以及政策、规则和法律。

如前所述，限制性因素往往是外在的（即参与受限），包括经济限制、社会环境、建筑障碍和人们的态度等。有些因素可以通过康复小组，特别是社会工作者或就业咨询者的努力加以解决，但有许多因素则反映出物质环境和社会的问题。随着我国卫生保健事业、残疾人福利政策的不断发展和完善，尤其是通过一代一代康复工作者的艰苦奋斗，康复专业人员体制、残疾人的康复体系等方面已有日新月异的改变。但各专业人员（包括康复专业）仍需与残疾人、政府等社会力量一起努力，最大程度地克服经济、环境、人文、社会等外在限制因素。

在 ICF 分类中组织环境因素区分了两个不同的层面。个体层面：主要涉及个体所处的即刻环境，包括如家庭、工作场所和学校等场景。在此层面包括个体面对面接触的环境的自然和物质特征以及直接接触的其他人，如家人、熟人、同行和陌生人等。社会层面：主要是正式或非正式的社会结构、服务机构和在社区或一种文化背景下的总的体制，均会对个体产生影响。此层面包括与工作环境有关的组织和服务机构、社区活动、政府机构、通信和交通服务部门以及如法律、条例、正式或非正式的规定、态度和意识形态等非正式社会网络。值得注意的是，环境因素与身体功能和结构以及活动和参与的构成成分之间有交互作用。对于每种构成成分而言，交互作用的性质和范围可以通过未来的科学研究加以说明。残疾的特征是在个体健康状况和个人因素及其生活环境的外在因素之间一种复杂联系的结果。正是由于这种联系，不同的环境对于处在既定健康状况下的同样个体的影响大不相同。有障碍或缺乏有利因素的环境将限制个体的活动表现；有促进作用的环境则可以提高其活动表现。社会可能因为设置障碍（如有障碍的建筑物）或没有提供有利因素（如得不到辅助装置）而妨碍个体的活动表现。

四、 使用必要的辅助器具

使用辅助器具和用品是帮助克服或替代功能障碍的一种行之有效的方法，可帮助残疾人通过改变完成任务的方式或途径可以改善功能活动的质量。例如，一个残疾者可能没有能力独立步行去看望朋友，但是通过助行器甚至助动摩托可以帮他（她）实现拜访。在开具辅助器具处方前，康复医师应先确定康复对象是否有使用该器具的愿望和要求，以便配合训练，进行不断摸索、微调与改善功能活动。需要注意的是：外在限制因素（如设备和训练费用的支付问题、器具的制作能力和水平问题、器具使用的训练指导水平等）不应被忽视，应征求康复小组成员（患者家属、费用支付方人员等）的意见，协调配合，最大限度地发挥辅助器具的效能。

在开一个矫形器处方前，康复专业人员不仅必须了解矫形器的适应证、解剖和神经肌肉的功能上和生物力学方面的缺陷，还必须完全理解矫形器应用的生物力学原理、装配中所用的材料性能、各种可能的设计方案以及在患者穿戴矫形器前前后后必须制定的训练计划；而且医师还需要知道矫形器的费用和患者的经济收入情况，确定矫形器是否达到了治疗的效果和设计的目的。对于痉挛性矫形器的使用要特别注意其禁忌证，以防矫形器引起疼痛，刺激肌痉挛的增加，使身体姿势和行走步态变得更糟。当通过物理治疗或相对较小的外科手术使患者的功能可能达到更好的结果时，必须改进、更换或停止矫形器的使用。矫形材料造成过敏症状、血液循环阻碍或压疮时，都应立即更换或调整矫形器。

在市场上有很多不同的选择，可以用于假肢矫形器的制作使用，过去由于材料可选择的少，常用的主要是金属材料，例如：不锈钢、硬铝板和皮革；近几年来，随着化工业的发展，各种新型的化工材料的出现和性能的改善，越来越多的化工材料被用于矫形器制作领域，特别是低温热塑材料的出现和广泛应用，推动了矫形康复技术水平的发展。目前，虽然有很多材料可以用来制作矫形器，但是他们各有不同的特性，以及不同的加工要求，因此各有相应的适应证。作为矫形器制作师必须不仅了解患者的实际病状，而且还要懂得正确地选择合适的材料，通常一个错误的选择不仅意味着花费材料、达不到治疗效果，而且影响了患者治疗的信心和矫形技师的兴趣及自信心，加工效果也令人不满意。矫形材料的选择取决于临床目的和患者的特点。当为一个矫形器选择合适的材料时，需要认真考虑它的强度、时限性、柔韧性以及重量。

五、 ICF 体系作为功能障碍康复计划制订的基本框架

ICF 提出了新的残疾模式，为我们认识残疾现象、发展康复事业，提供了理论基础和分类方法。这一理论模式也为现代社会的功能障碍康复计划的制订提供了基本框架。下面以听力语言残疾儿童的康复计划制订过程为例说明之。

首先，根据 ICF 有关残疾分类的理论与方法，分析听力语言功能障碍的表现形式及其对残疾人日常生活和社会参与的影响，主要有如下方面：与听力和语言活动相关的身体功能和结构：根据 ICF 身体功能和身体结构部分的分类体系，对与听力和言语活动相关的身体功能和结构分析或评定；听力和语言残疾对残疾儿童活动和参与的影响分析采用世界卫生组织制订的标准化《残疾评定量表Ⅱ》（disability assessment scale Ⅱ，DAS Ⅱ），对日常生活和社会参与从六个方面进行系统的评定。

根据上述康复评定的结果制订康复治疗计划。根据 ICF 的理论模式，听力语言残疾康复的目标系统分为四个层面：身体结构和功能、活动和参与、环境因素以及个人因素。听力语言残疾康复治疗，应该从六个方面进行：①听力语言功能的康复治疗——由语言治疗师实施；②日常生活能力的提升——由作业治疗师实施；③社会参与度和社会参与能力的提升——由康复小组成员协作完成；④对无障碍环境依赖程度的降低和对一般环境适应能力的提升以及必要和可行的环境改造——由职业治疗师、社会工作者等实施；⑤个体自信心的提高和对康复满意度的提高——由临床心理专家实施；⑥针对病损本身或其他临床问题进行相应的临床处理——由临床医师、物理治疗师、康复护士等协作完成。

在康复治疗计划的制订和实施中应注意：第一，注重儿童的发育水平和认知发展状况。儿童语言康复要注重儿童语言发展的阶段性。言语活动能力发展的阶段性以及自然年龄，在一定程度上决定了儿童言语能力发展的水平和发展的可能性，因此，儿童语言康复需要根据其个体因素发展的水平，确定康复方案。第二，充分认识儿童言语能力的可塑性和整体性。儿童的认知和言语能力具有极高的可塑性，这为儿童语言能力的发展提供了可能，康复要充分认识到言语能力发展的可能性，充分调动儿童及其家长的积极性和学习潜能等外部环境因素，通过科学的康复训练，实现语言能力和认知能力的发展。儿童语言的习得是以整体的方式进行的，是语言规则范畴、语言内容认知范畴、语言操作范畴

和交际范围四个方面综合作用的结果，因此要运用综合性的教学活动，全面提升儿童的语言能力。第三，充分利用儿童语言功能的代偿性与优势功能的主导性。通过发挥儿童语言能力中的优势功能，以及全面的认知和言语活动，借助游戏等教学活动，提升儿童的语言能力以参与日常活动的能力。第四，强调语义信息的多维性和语言编码的多维性。语言能力是人的认知能力的组成部分，语言结构与人类的概念知识、实践经验以及话语的功能相关；语义与人的主观认识及无限的知识系统密切相关。这样更进一步提高儿童的社会活动参与能力。

（范建中）

第一节　机构康复

世界卫生组织提出康复服务的方式有三种：机构康复（institution-based rehabilitation，IBR），上门康复服务（out-reaching rehabilitation service，ORS）和社区康复（community-based rehabilitation，CBR）。其中康复机构主要有综合医院中的康复医学科及专科康复医院（或中心），前者主要针对早期和急性期的康复，后者主要针对稳定期的康复，上门康复服务及社区康复主要针对恢复期的康复。

一、机构康复概念

机构康复是在综合医院中的康复医学科、康复门诊、专科康复门诊，康复医院（或中心）、专科康复医院（或中心）以及特殊的康复机构等进行的康复。它具有完善的康复设备，有正规训练的各类康复专业人员，工种齐全，具有较高的专业技术水平，能解决病、伤、残各种康复问题。康复服务水平高，但病、伤、残者必须来该机构，方能接受康复服务。

机构康复进行整体康复，是各级、各类康复医疗机构从事康复医疗业务中应遵循的基本原则之一。所谓整体康复，就是从躯体上、心理上、职业教育上和社会交往能力等方面，对残疾患者进行全面而综合性的康复，康复的着眼点不仅是遭受损害的功能障碍的器官或肢体，更重要的是将残疾患者作为和健全人平等看待的整体"人"，应能进行正常的家庭和社会生活，从事适宜的工作和劳动。从这一认识出发，对残疾患者的康复不能只是医疗康复、肢体功能训练等专项康复，而应该从适应社会存在的"人"来实施康复医疗，即从身体、心理、社会等多方面进行评估和实施功能康复训练。

二、康复医疗机构形式

我国是一个发展中的国家，也是世界上人口最多、残疾人数量最大的国家。现代的康复医疗根据患者的康复需求和客观环境条件，可以在不同水平和不同形式的机构中进行。康复医疗机构是我国医疗卫生服务体系的重要组成部分。推动康复医疗机构的建设与发展，不仅是满足人民群众日益增长的康复医疗服务需求的具体体现，也是当前国家深化医药卫生体制改革的重要内容。康复医疗机构大致可分为以下五种形式。

（一）医院康复

设有病床、护理站及配套的医疗设施，主体为康复诊断和康复治疗科室。这种类型的机构多被称为康复医院（或中心）。康复中心按其规模和性质又分为：综合性康复中心和专科性康复中心。

1. **综合性康复中心** 综合性康复中心是独立的康复机构，一般建立于自然条件较好的地方，有较完善的康复设施，包括系统的功能测试设备和各种康复治疗科室。立足为疾病稳定期患者提供专业、综合的康复治疗，并具备相关疾病的一般诊疗、处置能力和急诊急救能力。加强和区域内老年病院、慢性病院和护理院等延续性医疗机构的分工合作。三级康复医院应当承担区域内康复专业人员的培训任务。

中国规模较大的康复中心一般设有门诊、病房、康复治疗科室等，由各专业康复医师、有关学科的临床医师、康复医师、康复护师、物理治疗师、作业治疗师、言语治疗师、心理治疗师、假肢矫形师、中医师等专业技术人员组成康复治疗组，为患者进行临床诊断、功能评定、制订康复计划，进行综合康复治疗和必要的临床治疗，同时进行康复医学的科研工作。为促进我国康复医学的发展，加强康复医院的建设，根据《医疗机构管理条例》及其实施细则等法律、法规，原卫生部组织对1994年发布的《康复医院基本标准》进行了修订，形成了《康复医院基本标准（2012年版）》，作为新建康复医院的验收标准。综合性康复中心组织结构见图5-1。

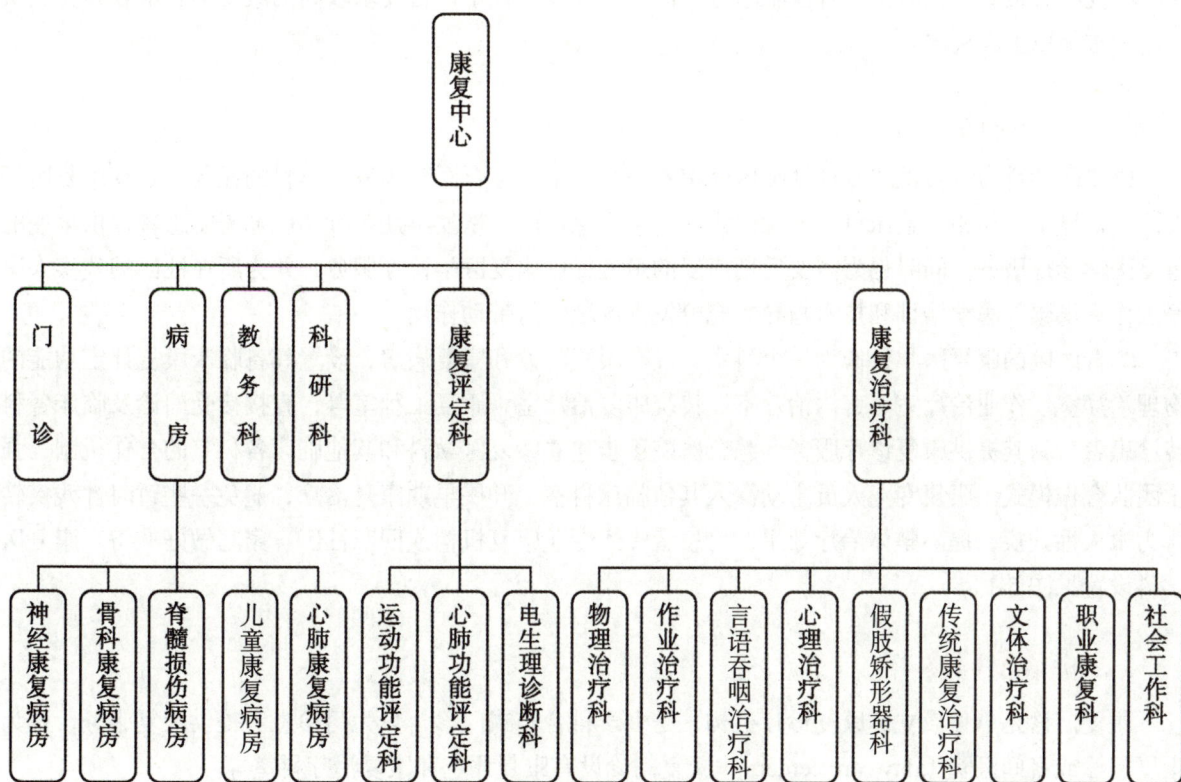

图 5-1 综合性康复中心组织结构图

2. **专科性康复中心** 以收治某一专科功能障碍患者为主。最常见专科康复中心为脊髓损伤康复中心、儿童脑性瘫痪康复中心、老年病康复中心等。常见专科康复中心见表5-1。

表 5-1 常见专科康复中心

种类	备注
残疾儿童康复中心	收治各类残疾或慢性病需进行康复的患儿

续表

种类	备注
儿童脑性瘫痪康复中心	
老年病康复中心	
脊髓损伤康复中心	
肢体伤残康复中心	收治各种肢体瘫痪、畸形、截肢后需康复的患者
心血管病康复中心	
精神疾患康复中心	
运动创伤康复中心	
工业劳动康复中心	工人工伤后复工前的康复

康复中心最好设在城镇综合医院附近，而专业性强、技术设备要求较高的康复中心最好设在层次较高的省级以上医院内。

（二）康复医学科

康复医学科为综合性或专科性临床医院的一个科室。综合医院康复医学科的任务，是在康复医学理论的指导下，与相关临床科室密切协作，着重为急性期、恢复早期各种功能障碍的患者提供早期的康复医学诊疗服务，同时也为需要后期康复的患者提供康复医学诊疗服务，并为所在社区的残疾人康复工作提供康复医学培训和技术指导，充分发挥区域辐射带动作用。

综合医院的康复医学科作为一个科室，设有康复门诊和康复病房，设置具备临床康复评定功能的物理治疗室、作业治疗室、言语治疗室、传统康复治疗室、康复工程室等，直接接受门诊及临床各科转诊患者，为其提供康复诊疗服务。综合医院逐步建立康复医学科和其他临床各科室的合作机制，强化团队合作模式。康复专业人员主动深入其他临床科室，开展早期康复治疗，避免一些暂时性残疾转化为永久性残疾，提高整体治疗效果，为患者转入专业康复机构或回归社区、家庭做好准备。康复医学科设置见图 5-1。

（三）康复门诊

康复门诊是单独设立的康复诊疗机构，是多学科合作式门诊，只为门诊患者提供康复服务，称为康复门诊或日间医院（day care center）。康复门诊设有康复评定和康复治疗科室等。

（四）疗养院

利用疗养的自然环境，按照康复的原则把疗养因素和康复手段结合起来，促进慢性病者、老年病者、手术后患者及其他伤残者的康复。

（五）长期照顾单位

目前国际上设置的长期照顾单位主要有长期留治中心、病残护理院和老人养护院等。

为满足中国社会的日益老龄化及伤、病、残者的康复医疗服务需求，卫生、民政、人力资源和社会保障、残联和发展改革委共同出台《加强康复医疗机构建设指导意见》，在"十三五"期间要"大力加强康复医疗机构及综合医院康复医学科建设，到2020年，实现三级综合医院康复医学科设置达100%"，要努力使综合医院全部建设康复科，同时要形成若干个医疗机构转型为以康复作为专科特点的专业化机构，提供康复护理服务，同时鼓励社会资本投入，允许社区办护理站。同时制订全国康复医疗机构的建设发展整体规划，对我国康复医疗机构建设工作做出统一部署，以完善各级各类康复医疗机构的设置，使之布局合理、结构优化、层次分明、功能互补。

第二节　社区康复

一、社区的概述

1. **社区的概念**　社区（community）是指进行一定的社会活动、具有某种互动关系和共同文化维系力的人类生活群体及其活动区域。"社"是指相互有联系、有某些共同特征的人群，"区"是指一定的地域范围。在汉语里，"社区"其实是个外来语。20世纪30年代中国社会学家在翻译英文学术著作时，把英语单词community翻译成"社区"，从此汉语里有了这个词语。社区作为社会的一部分，对于社会在整体上达到良性运行和协调发展起着重要的作用。

2. **社区的构成**　一个社区的构成包括：地域（社区区位）、人群（社区人口）、文化维系力（社区文化）、社会活动及其互动关系（社会活动）四个要素。它是人类生活的基本场所，是社会空间与地理空间的结合。从地域上可大可小；从人群上可多可少；从范围上可城市、可农村；从行政管理体制上可一级、多级。

3. **社区的分类**　社会学家依照不同的原则对社区进行了分类，按空间的特征分为法定社区、自然社区、专能社区、精神社区等。凡符合构成社区四要素的区域都可称之为社区，它除了我们泛指的城乡基层社区外，还包括省、市以及多种类型的社区。

4. **社区功能**　社区功能包括：管理功能、服务功能、保障功能、教育功能、安全稳定功能。社区设有各种层次的管理和服务机构，负责管理社区的各种事务，为社区成员提供相关服务。在我国农村，基层社区管理组织是村民委员会；在城市，基层社区管理组织是居民委员会。社区管理和服务机构的重要职能是为社区成员提供社区服务，如文化生活、文化体育服务、卫生保健服务、治安调解服务等。

二、社区康复的概念

社区康复是社区卫生服务中六位一体的重要组成部分。

1. **社区卫生服务的概念**　是在政府领导、社区参与、上级卫生机构指导下，以基层卫生机构为主体，全科医师为骨干，合理使用社区资源和适宜技术，以人的健康为中心、家庭为单位、社区为范围、需求为导向，以妇女、儿童、老年人、慢性病人、残疾人、贫困居民等为服务重点，以解决社区主要卫生问题、满足基本卫生服务需求为目的，融预防、医疗、保健、康复、健康教育、计划生育技术服务功能等为一体的基层卫生服务。因此，社区康复在社区卫生服务中占有重要的地位。

2. 社区康复的概念 随着社区康复在全球的不断深入开展，其定义也在不断地更新完善，各国结合实际情况对社区康复的定义及内涵都有不同的理解。世界卫生组织等国际组织，曾多次对社区康复（community-based rehabilitation，CBR）定义进行修订，以适应残疾人的康复需求和全球社区康复发展现状。

1981年世界卫生组织专家委员会把社区康复定义为：在社区的层次上采取的康复措施，这些措施是利用和依靠社区的人力资源而实施的，包括依靠有病损、弱能和残障的人员本身，以及他们的家庭和社会。

1994年，国际劳工组织、联合国教科文组织、世界卫生组织发表了《关于残疾人康复的联合意见书》，进一步明确了社区康复的目标、概念和实施办法，指出"社区康复是在社区内促进所有残疾人康复并享受均等机会和融入社会的一项战略"；"社区康复的实施有赖于残疾人自己及其家属、所在社区以及卫生、教育、劳动就业与社会服务等部门共同的努力"；"社区康复可持续发展的关键是'务实''灵活''支持''协作'"。

根据国际上对社区康复所下定义，结合我国国情和社区康复实践，我国的社区康复定义为："是社区建设的重要组成部分，是在政府领导下，相关部门密切配合，社会力量广泛支持，残疾人及其亲友积极参与，采取社会化方式，使广大残疾人得到全面康复服务，实现机会均等，充分参与社会生活的目标"。

三、 社区康复的产生和发展

（一）国际社区康复的产生和发展

"康复"的概念产生于19世纪，初始阶段的康复仅仅是为残疾人在一些小型的康复机构中提供护理照顾，救助服务，残疾人有可能终身在这些机构中度日。

第二次世界大战后形成了较完整的康复概念，现代康复疗法也逐渐系统化，对待残疾人出现了美国的科技型、西欧诸国的福利型、日本的集科技与福利为一体的复合型共三种康复模式。这种方式的康复服务虽然可以解决较复杂的残疾问题，但费用较高，周转率低，覆盖面小，更为不利的是，残疾人长期被限制在康复机构里，不能参加正常的家庭生活与社会活动，严重阻碍了残疾人重返社会。20世纪70年代初，发达国家发现定位在家庭与社区水平的康复服务可弥补机构式康复的许多不足，获得了较好的效果。

1976年世界卫生组织提出一种新的、有效的、经济的康复服务途径，即社区康复，以扩大康复服务覆盖面，使发展中国家的残疾人也能享有康复服务。

1978年阿拉木图国际初级卫生保健会议确定在初级卫生保健中应包括保健、预防、治疗和康复，要求在社区层次上为包括残疾人在内的居民提供人群的保健和疾病的预防、治疗和康复服务。

1979年世界卫生组织加强了对社区康复专业的技术管理，初步规划出社区康复模式，由海兰德博士（Dr. E. Helander）等人完成了《在社区中训练残疾人》（training disabled people in the community）手册初稿，并在9个国家试用。

1981年是联合国确定的国际残疾人年，社区康复进一步得到重视。为促进全球领域的合作，制定了残疾人十年（1983—1992年）社区康复全球发展规划。同年，世界卫生组织专家委员会为社区康复下了定义。

1985年英国伦敦大学开设"社区康复计划与管理"课程，全球性培训、地区性培训工作迅速开展，有些国家还专门设立了社区康复专业学位，在发达地区和欠发达地区建立了不少社区康复培训中心。

1992 年世界卫生组织大会对全球社区康复发展进行了评估，专题报告指出："社区康复虽在全球有所发展，但从整体上看，仍然落后于保健、预防和治疗的发展水平"。

1994 年联合国发表了《残疾人机会均等标准规则》。同年，国际劳工组织、联合国教科文组织、世界卫生组织发表了《关于残疾人社区康复的联合意见书》，进一步明确了社区康复的目标、概念和实施方法。

1999 年《偏见与尊严——社区康复介绍》一书再版，对全球残疾的发生情况、康复需求情况、社区康复定义、管理框架、技术要素、监测评估以及未来发展预测等方面进行全面的阐述。

2004 年 11 月，国际劳工组织、联合国教科文组织以及世界卫生组织邀请了 65 位社区康复及残疾、发育方面的专家开始制定《社区康复指南》。

2006 年世界卫生组织残疾康复工作组制定了《残疾与康复行动计划》（2006—2011 年），编写了《世界残疾报告》，采用《国际功能、残疾和健康分类》（简称 ICF）作为理论架构，收集了残疾方面最可靠的资料和政策建议，以期提高残疾人的生活水平。

2010 年 5 月《社区康复指南》被批准出版。预计指南的有效期可保持到 2020 年。指南受到《残疾人权利公约》的深刻影响，是贯彻执行公约的具体体现。

（二）中国社区康复的产生和发展

随着我国国民经济的迅速发展和人民生活水平的逐步提高，人们对康复服务的需求发生了很大变化。中国自 1986 年正式开展社区康复工作以来，社区康复实践不断顺应医疗卫生、社会保障的改革和残疾人事业的发展，取得了较大的成绩。在过去几十年的发展过程中，我国的社区康复经历了三个阶段：

1. 起步阶段（1986—1990 年）1986 年，世界卫生组织举办了"现代康复原则、计划与管理"研讨班，为我国培训了十余名社区康复骨干；同年，我国专业人员将世界卫生组织编写的《在社区中训练残疾人》手册翻译成中文出版发行，并在山东、吉林、广东、内蒙古 4 省（区）城乡开展了社区康复试点。与此同时，国家民政部倡导在城市开展社区服务，在为社区全体居民提供的系列的服务中包含了对残疾人的康复服务，特别是促进残疾人在职业康复和社会康复方面做出了有益的贡献。中国残疾人联合会也为此与各部门积极协作，对社区康复试点地区进行了考察，召开了社区康复研讨会，并培训社区康复专门人才。

2. 试点阶段（1991—1995 年）国家制定了"中国康复医学事业'八五'规划要点"和"中国残疾人事业'八五'计划纲要"等国家计划，明确规定了在此期间要逐步推广社区康复，把康复医疗落实到基层；康复医疗机构作为技术指导中心，既进行残疾预防和康复医疗，又承担培训和科研任务，同时指导社区康复工作。"社区康复实施方案"作为一项独立方案纳入"中国残疾人事业'八五'计划纲要"中。特别指出的是 1990 年颁布实施的《中华人民共和国残疾人保障法》，使社区康复有了法律保障。

3. 推广阶段自"九五"（1996—2000 年）开始，中国残疾人的社区康复工作进入了采取社会化方式推进的阶段。"中国残疾人事业'九五'计划纲要"确定的康复工作目标是：完善社会化的康复服务体系，以社区和家庭为重点，广泛开展康复训练，使残疾人普遍得到康复服务；同时实践一批重点工程，使 300 万残疾人得到不同程度的康复；开发供应一批急需、适用的特殊用品和辅助用具，帮助他们补偿功能，增加能力。

"十五"（2001—2005 年）社区康复工作计划是在总结社区康复十年实践经验的基础上，从我国社会经济发展和残疾人康复需求的实际情况出发，抓住我国正在积极开展社区建设的有利时机，适应残疾人康复事业的发展形势而制定的。

"十一五"（2006—2010 年）期间，全国开展社区康复的市辖区为 807 个，开展社区康复服务的县（市）为 1569 个，分别占全国市辖区总数和县（市）总数的 90.5% 和 68.9%，为"十二五"全面开展社区康复服务打下了坚实基础。

"十二五"（2011—2015 年）提出的任务目标是，在全国范围内普遍开展残疾人社区康复服务。依托各级各类医疗、康复、教育机构，充分利用社区资源，在城市地区开展规范化的社区康复服务，丰富服务内容，提高服务质量；在农村地区发展简便易行，经济适用的康复技术，提供基本社区康复服务。每个县（市、区）建立 1~2 所示范性的残疾人社区康复站。到 2015 年，初步实现残疾人"人人享有康复服务"。

"十三五"（2016—2020 年）期间，颁布了《"十三五"加快残疾人小康进程规划纲要》，将残疾人健康管理和社区康复纳入国家基本公共服务清单，将社区医疗康复纳入社区卫生服务。推动社区卫生服务中心（站）、有条件的乡镇卫生院和村卫生室开展基本医疗康复服务、残疾预防及相关健康教育，为残疾人提供签约服务。健全社区康复协调员队伍，社区（村）普遍配备 1 名经过培训的社区康复协调员，负责调查掌握残疾人康复需求，开展康复政策和知识宣传，将有需求的残疾人转至相关康复机构。

纵观社区康复发展史，可以看出，社区康复以城乡社区为基地，以解决广大残疾人的康复需求为前提，以政府支持和社会各界作为保障，以实用康复技术为训练手段，积极动员残疾人及其家属参与，已形成了国际化发展的趋势。近年来，社区康复作为社区发展的一项战略，已进入了一个多元化、快速发展的新阶段。

四、 社区康复的基本原则

（一）坚持社会化的工作原则

社会化的工作原则：在政府的统一领导下，相关职能部门各司其职，密切合作，挖掘和利用社会资源，发动和组织社会力量，共同推进工作。康复对象通过社区康复服务不仅要实现功能康复、整体康复，而且还要实现重返社会的最终目标，这就需要多部门、多组织、多种人员和力量的共同参与。社区康复服务只有坚持社会化的工作原则，才能使这项社会系统工程顺利实施。

（二）立足于以社区为本

以社区为本，就是社区康复服务的生存与发展必须从社会实际出发，必须立足于社区内部的力量，使社区康复服务做到社区组织、社区参与、社区支持、社区受益。

（三）遵循"低成本、广覆盖"的原则

"低成本、广覆盖"是指以较少的人力、物力、财力投入，使大多数服务对象能够享有服务，即获得较大的服务覆盖面。社区康复服务可以就地就近，就地取材，甚至于在家庭中开展训练，不受疗程的限制，可以长期进行，且经济投入相对较少。

（四）因地制宜、分类指导

社区康复服务既适合于发达国家，也适合于发展中国家，其目的是使大多数的康复对象享有全方位的康复服务。由于发达国家和发展中国家在经济发展水平、文化习俗、康复技术及资源、康复对象的康复需求等方面有很大的差异，即使在同一个国家不同地区差别也很大，因此，因地制宜、分类指导才能解决当地的康复问题。

（五）采取适宜的康复技术

为使大多数康复对象享有康复服务，必须使大多数康复人员、康复对象本人及其亲友掌握康复技术，这就要求康复技术必须易懂、易学、易会，因此康复技术应注意在以下四个方面进行转化：

1. 现代复杂康复技术向简单、实用化方向转化。
2. 机构康复技术向基层社区、家庭方向转化。
3. 城市康复技术向广大农村方向转化。
4. 外来的康复技术向适用于本地的传统康复技术转化。

（六）康复对象主动参与

社区康复服务与传统的机构式康复服务的区别之一，是康复对象角色的改变——使其由被动参与、接受服务的角色，成为主动积极参与的一方，参与康复计划的制定、目标的确定、训练的开展以及回归社会等全部康复活动。康复对象的主动参与主要体现在以下四个方面：

1. 康复对象要树立自我康复意识。
2. 康复对象要积极配合康复训练。
3. 康复对象要参与社区康复服务工作。
4. 康复对象要努力学习文化知识，掌握劳动技能，自食其力，贡献社会。

五、 社区康复的特点

1. 社区康复具有重要的战略地位，社区康复是社会发展的一项战略，是"人人享有康复服务"的基本策略。
2. 社区康复具有社会化的管理方式。
3. 社区康复的主要对象是残疾人，也包括其他有康复需求的患者。
4. 社区康复强调伤病残者及其家属主动参与康复计划的制定与实施。
5. 有技术资源中心和专家指导组的技术支持，有各部门、各专业共同组成的转介服务系统。
6. 康复训练场地就地、就近；康复训练方法简单易行；康复训练器具因陋就简；康复训练对象面向城乡基层社区；康复训练时间可持续、持久。
7. 社区康复服务效果与效益良好。

六、 社区康复的工作内容

社区康复贯彻全面康复的原则，从残疾的预防，到残疾人的医学康复、教育康复、职业康复、社会康复。根据世界卫生组织提出的模式和我国一些地区试点工作的经验，社区康复应包括以下工作内容：

1. 残疾预防依靠社区的力量，落实各项有关残疾预防的措施，如给儿童服食预防急性脊髓灰质炎的糖丸，进行其他预防接种，开展环境卫生、营养卫生、精神卫生、保健咨询、安全防护措施及卫生宣传教育等工作。

2. 残疾普查依靠社区的力量，普查全社区残疾情况，了解残疾人员分布、总数、残疾种类、残疾原因，为制订残疾预防和康复计划提供资料。

3. 医学康复依靠社区的力量，在家庭和（或）社区康复站，对有潜能的需求康复的残疾人，开展必要的、可行的功能训练，如步行训练、生活自理训练、语言沟通训练、心理辅导等。对复杂的、疑难的病例需要转诊到上级医院或康复中心进行诊治。

4. 教育康复依靠社区的力量，帮助残疾儿童解决上学问题，或组织社区内残疾儿童进行特殊教育。

5. 职业康复依靠社区的力量，对社区内有一定劳动能力、有就业潜力的青壮年残疾人，提供就业咨询和辅导，给予必要的职业培训，尽可能安排在社区开办的工厂、车间、商店、公司等单位。

6. 社会康复依靠社区的力量，组织社区内残疾人自己的或和非残疾人一起参与的文娱体育和社会活动；帮助残疾人解决医疗、住房、交通等方面的困难和问题；对社区的所有成员进行宣传教育，消除歧视，帮助残疾人重返社会。

7. 独立生活指导依靠社区的力量，提供有关残疾人独立生活的咨询和服务，如有关残疾人经济、法律、权益的咨询和维护，有关残疾人用品用具的购置、使用和维修服务，独立生活技能咨询和指导等。

总之，社区康复的精髓在于"社区组织、社区参与、社区支持、社区受益"，即把康复工作落到社区。社区康复作为社区发展的一项战略，已进入了一个多元化、快速发展的新阶段。

第三节　工作方法——康复协作组

康复医学强调向患者提供全面的、综合性的康复服务，其服务对象通常是有各种复杂问题的残疾人或有功能障碍的患者。因此，在康复工作中患者的综合康复需要多学科的医务人员提供服务，这些医务人员应具备全面恢复患者功能所需的专业技能与训练基础，需要进行学科间合作及学科内合作，以康复团队的工作方式进行，采取综合、全面、整体的康复措施，提高患者的功能及生活质量。

一、学科间合作

学科间合作是指在康复治疗的过程中，为了患者的全面康复，康复医学还需要与预防医学、保健医学、治疗医学、中医学、工程学、教育学、心理学、社会学等相关学科相互联系，相互渗透，相互补充，提高康复疗效。康复医学是一门新兴、跨学科的学科，它不以疾病为中心，也不以器官为目标，而是以患者为中心，面向各类功能障碍患者，帮助改善日常生活能力、心理、认知、社会生活等方面的功能。残疾人和老年病、慢性病功能障碍者及一般患者的情况不同，障碍常常以复合的形式表现出来，累及多种功能，因而需要进行多方面的康复治疗和训练，采取综合、全面、整体康复。为此，需要多学科、多专业参与到康复工作中。康复医学学科与其他相关学科相互联系、相互渗透，可形成许多与康复有关的新专科。例如，康复医学与心理学相结合形成康复心理学；康复医学与工程学相结合形成康复工程学；康复医学与临床各学科结合形成了神经康复、骨科康复、小儿脑瘫康复等；康复医学与教育学相结合形成特殊教育等。总之，采用各学科之间合作的方式，综合利用各种有效手段，使病、伤、残者能尽快改善或恢复功能，增加独立生活能力，提高生存质量，最终达到全面康复、重返社会的目标。

二、 学科内合作

学科内合作是指在康复医学学科内各专业的合作，包括物理疗法、作业疗法、传统康复疗法、心理疗法、语言疗法、假肢矫形器制作等不同专业。康复医学涉及的功能障碍和功能恢复常常包括身体的、心理的、社会参与能力等多方面内容。因此，单一的康复专业不能全面解决如此多方面的内容，需要学科内多专业合作。如物理治疗师主要侧重运动功能；作业治疗师主要侧重个体活动参与能力；言语治疗师侧重于交流沟通能力；假肢矫形器师设计、装配假肢和矫形器等。为了达到康复的目的，必须设法解决许多相关领域的问题。因此，各专业之间团结协作，发挥本专业的技术专长，围绕一个共同目标，才能实现全面康复。

三、 康复工作方式——康复团队

根据康复医师与其他专业人员的相互作用，可有四种常见的工作形式：传统的医疗模式（medical model）但没有正式的工作小组；多学科小组（multidisciplinary team）模式，有时也称为传统的工作小组医疗模式；交叉学科模式（interdisciplinary model）；跨学科模式（transdisciplinary model）。康复治疗需要多学科、多专业的共同参与，因此多学科、多专业人员共同组成的康复团队——康复协作组（team work）是康复工作的主要方式（图5-2）。

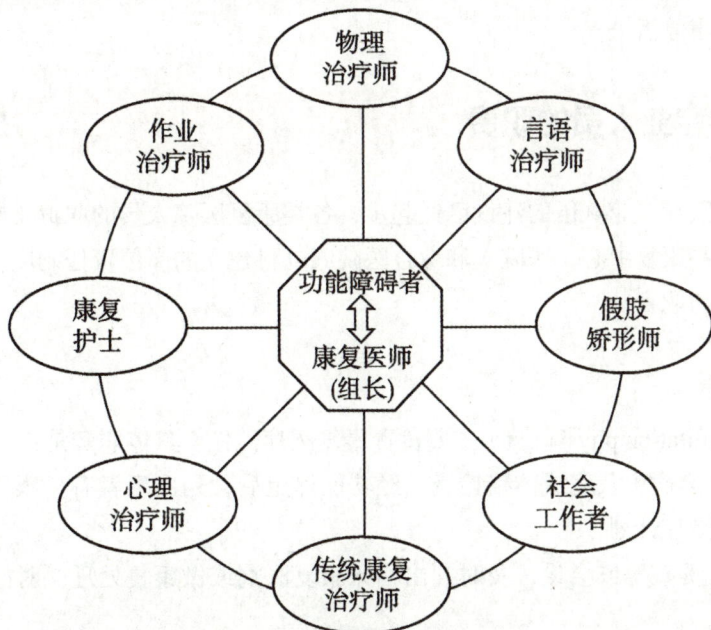

图 5-2　康复治疗组的组成

康复治疗的各种干预要由有关功能康复的学科进行跨学科性合作、协同完成，亦即采取跨学科性的团队工作方式。康复治疗组组长一般为康复医师，成员包括物理治疗师、作业治疗师、传统康复治疗师、假肢矫形师、语言治疗师、心理治疗师、康复护士、社会工作者、职业咨询师、患者或其主要照顾者等。康复医师必须能够运用最佳的方式与这些人员进行沟通，以满足患者的各方面需要和提供相应的服务。在组长组织协调下，全组成员发挥本学科的技术专长，围绕一个共同目标——患者功能最大限度地恢复而互相配合、沟通、协调地完成自己应尽的职责。在患者康复的全过程，全组成员从不同角度对患者进行检查评定，在治疗方案拟订中各抒己见，讨论患者的功能障碍的性质、部位、严重程度、发展趋势、预后、转归，提出各自对策（包括初期、中期、末期评定），最后由康复医师归纳总结为一个完整的、分阶段性的治疗计划，由各专业人员分头辅助实施。

康复治疗组由多学科、多专业人员组成，因此需要良好的协调和管理，需要建立相互尊重的关系，需要建立信息共享、相互熟悉的坦诚交流环境，只有这样才能最大限度地发挥协作组成员的协同作用。治疗组领导或治疗组会议主持者不是简单地追求康复目标和策略方面的共识，而是应该将自己的知识与经验用于引导团队成员达成共识。一个优秀的治疗组应具有以下几个基本特征：①环境轻松：活动环境轻松、和谐，参与人员有强烈的主人翁精神。②目标一致：所有参与者都有足够的兴趣和热情，工作目标一致并得到充分理解。③集思广益：所有成员均参加讨论，但主题必须集中。讨论主题事先可进行私下交流，得到所有成员的认可，并在会议前做充分准备。④加强沟通：讨论时有充分的言论自由，允许保留观点，但是不要影响整个治疗措施的实施。意见不一致时，可以通过协商确定相对合理的治疗方案，并在实施过程中不断调整和修正。一般不采用表决方式确定治疗方案。⑤民主集中：会议负责人不主宰会议，但是要组织会议，协调各方面意见，最后形成决议。⑥团结一致：所有成员应该有良好的人际关系，也要与患者及其家属保持良好的关系，共同探求和创造最佳的康复治疗效果。

关于协作组工作方法的优缺点，有不同的看法。一般认为其优点是：处理全面，技术精良，质量较高；其缺点则是：分工过细，需要专业人员太多，康复事业不发达的国家不易办到。此外，协作组需要较好的管理和组织，否则成员之间容易产生相互依赖、脱节、矛盾等现象。世界卫生组织提倡在发展中国家培养一专多能康复治疗师（multi-skilled rehabilitation therapist），以解决分工过细，人员编制太大的问题，满足康复需求。

四、 康复医学专业人员的职责

目前，我国康复医疗专业队伍的建设已经起步，各类康复医院人员的职责（岗位责任）正在逐步明确，现参考我国一些康复中心（医院）和综合医院康复科建立的岗位责任制度，结合国外经验，综合介绍康复医疗人员的职责。

（一）康复医师

康复医师（rehabilitation physiatrist）主要负责康复医疗工作。具体职责是：

1. 接诊患者，收集病史及完成体格检查。经功能评定后，列出患者有待康复的问题，制订进一步检查、观察及康复治疗计划。

2. 对住院患者负责查房或会诊，及时开出临床康复医嘱或做康复处理。对门诊患者进行复查及处理。

3. 作为康复协作组组长，指导、监督、协调各部门康复治疗工作。

4. 主持病例讨论会、出院前病例分析总结会（决定能否出院及出院后的康复计划）。

5. 高级职称医师主持康复治疗组，负责领导本专业专科领域的康复医疗、科研、教学工作。

（二）康复护士

康复护士（rehabilitation nurse）负责住院患者的临床康复护理。具体职责是：

1. 执行基本护理任务。

2. 执行康复护理任务。

（1）体位护理；

（2）膀胱护理；

（3）肠道护理（控制排便训练等）；

（4）压疮护理；

（5）康复心理护理；

（6）配合康复治疗部门，在病区为患者进行床边物理治疗、作业治疗（尤其是日常生活活动能力训练）、语言治疗；

（7）指导患者使用轮椅、假肢、矫形器、辅助器具；

（8）协助患者做体位转移。

3. 对患者及其家属进行康复健康宣教。

4. 进行医学社会工作。作为患者与其家庭之间、患者与其工作单位之间、患者与其社区之间的桥梁，反映患者的思想情绪、困难和要求。

5. 保持病区整齐、清洁、安静、有秩序，保证患者有良好的生理、心理康复环境。

（三）物理治疗师

物理治疗师（physical therapist，physiotherapist，PT）主要负责肢体运动功能的评定和训练，特别是对神经肌肉、骨关节和心肺功能的评定与训练。经评定后制订和执行物理治疗计划。具体职责是：

1. 进行运动功能评定，如对肌力、关节运动范围、平衡能力（坐位、立位）、体位转移能力、步行能力及步态的评定。

2. 指导患者进行增强肌力、耐力、体能的训练。

3. 指导患者进行增加关节运动范围的训练。

4. 指导患者进行步行训练，纠正错误步态，提高步行能力。

5. 指导患者进行各种矫正体操、医疗体操，提高神经肌肉、骨关节等的运动功能，并调整内脏功能和心理状态。

6. 为患者进行牵引治疗、手法治疗。

7. 指导患者进行医疗运动，如健身跑、太极拳、八段锦、医疗气功等，以增强体质，调整内脏功能，促进康复。

8. 为患者进行电疗、光疗、水疗、超声治疗、热疗、冷疗、磁疗等物理因子治疗，以及生物反馈等治疗。

9. 对患者进行有关保持和发展运动功能的康复教育。

10. 做好治疗文书书写，并将治疗效果定期反馈给康复医师及患者家属。

11. 负责仪器设备保管、保养工作。

（四）作业治疗师

作业治疗师（occupational therapist，OT）指导患者通过进行有目的的作业活动，改善生活自理、学习和职业工作能力。对永久性残障患者，则教会其使用各种辅助器具，或调整家居和工作环境的条件，以弥补功能的不足。具体职责是：

1. 功能检查及评定包括：①日常生活活动能力；②感觉及知觉；③认知能力；④家务活动能力；⑤职业能力等。

2. 指导患者进行日常生活活动训练。

3. 指导患者进行感知觉训练。

4. 指导患者进行家务活动能力训练，包括简化操作、减少体力消耗、避免疲劳等。

5. 指导患者使用各种辅助器具，如轮椅、假手和手部支具等。

6. 指导患者进行工艺治疗，如编织、泥塑等。

7. 指导患者在职业治疗车间进行职业劳动训练（木工、纺织、机械等，也可由技工指导）。

8. 指导患者进行认知功能训练。

9. 单独或配合职业咨询师，对需改变职业的患者进行职业能力、兴趣的评估，并作职业前咨询指导。

10. 了解及评定患者家居房屋的建筑设施情况，发现影响或者制约患者活动的因素，提出居家环境改造的意见。

11. 做好治疗文书书写，并将治疗效果定期反馈给康复医师及患者家属。

12. 负责仪器设备保管、保养工作。

（五）言语治疗师

言语治疗师（speech therapist，speech pathologist，ST）对有语言障碍的患者进行训练，以改善其语言沟通能力。具体职责是：

1. 对语言能力进行检查评定：如对构音能力、失语情况、听力、吞咽功能等进行评定。

2. 对由神经系统病损、缺陷引起的语言交流障碍（如失语症、口吃等）进行语言训练。

3. 发音构音训练。

4. 无喉语言训练（食管音、人工喉发音）。

5. 喉切除、舌切除手术前有关语言功能的咨询指导。

6. 对由口腔缺陷（舌切除后、腭切除后）引起的语言交流障碍进行训练，改善构音能力。

7. 指导患者使用非语音性语言沟通器具。

8. 对有吞咽功能障碍者进行治疗和处理。

9. 对患者及其家人进行有关语言交流及吞咽问题的康复教育。

10. 做好治疗文书书写，并将治疗效果定期反馈给康复医师及患者家属。

11. 负责仪器设备保管、保养工作。

（六）假肢及矫形器师

假肢及矫形器师（prosthetist & orthotist，P & O）的具体职责是：

1. 对患者进行肢体测量及功能评定，确定制作处方。

2. 根据制作处方制作假肢或矫形器。

3. 指导患者试穿做好的假肢或矫形器，并作检查和适配训练，然后进一步修整，直至合适为止。

4. 指导患者如何保养和使用假肢／矫形器。

5. 根据穿戴使用情况复查的结果，如有不合适或破损，对假肢／矫形器进行修整或修补。

6. 对每一位安装假肢及矫形器的患者，定期随访，并做详细记录。

7. 负责仪器设备保管、保养工作。

8. 对患者及家属进行有关假肢使用及相关支持信息的健康教育等。

（七）心理治疗师（临床心理工作者）

心理治疗师（psychologist）在康复协作组内配合其他人员为患者进行必要的临床心理测验，提供心理咨询及进行必要的心理治疗，帮助患者心理上康复以促进全面康复。具体职责是：

1. 进行临床心理测验和评定：如人格测验、智力测验、精神状态评定、职业适应性测验等。

2. 根据心理测验结果，从心理学角度对患者总的功能评定及治疗计划提供诊断及治疗意见。

3. 对患者提供心理咨询服务，特别是对如何对待残疾、如何处理婚恋家庭问题和职业问题等提供咨询。

4. 对患者进行心理咨询及治疗。

5. 做好治疗文书书写，并将治疗效果定期反馈给康复医师及患者家属。

（八）社会工作者

社会工作者（social worker）是促进患者社会康复的工作人员。具体职责是：

1. 了解患者的生活方式、家庭情况、经济情况及在社会的处境，评定其在回归社会中有待解决的困难问题，并根据法规和政策帮助解决其实际困难。

2. 向患者征询意见，了解其对社会康复的愿望和要求，共同探讨准备如何在出院后能适应家庭生活和回归社会，如家居和工作环境的无障碍设施的改造。如有思想和态度障碍，向患者进行解释、鼓励和说服。同时，也应向患者的家属做同样的征询意见和解释说服工作。

3. 帮助患者与其家庭、工作单位、街道、乡镇、政府福利部门和有关的社会团体联系，争取得到他们的支持，以解决一些困难问题，为患者回归社会创造条件。

（九）职业咨询师

职业咨询师（vocational counselor）是促进患者职业康复的工作人员。其在康复中心（医院）里的具体职责如下：

1. 了解和评定患者的职业兴趣、基础和能力。

2. 对新就业或须改变职业的患者提供咨询。

3. 组织集体的或个别的求职技能训练，如开设讲座、教患者如何写求职信和参加求职面试，并进行有关工作态度、工作纪律等的辅导。

4. 帮助患者与职业培训中心、民政福利及劳动人事部门等联系，提供就业信息，沟通就业渠道。

（十）中医师或传统康复治疗师

中医师或传统康复治疗师（Chinese traditional physician or therapist）具体职责是：

1. 中医师是受过康复医学培训并从事康复医学工作的中医师。中医师参加康复治疗组能使康复医疗贯彻中西医结合的原则，更好地利用传统中医学的优势。具体职责为：

（1）参加康复治疗组病例讨论会，从中医观点对制订患者总的康复治疗计划提出建议。

（2）负责院内或治疗组内的中医会诊，及时对需使用中医方法以促进康复的患者开出中医中药的医嘱、处方。

2. 针灸师（acupuncturist）在康复治疗组中或根据医师转诊要求，经诊察后对需要针灸镇痛、治疗瘫痪、麻木或其他症状的患者进行针灸，促进康复疗效。

3. 推拿按摩师（masseur，manipulation therapist）在康复治疗组中或根据医师转诊的要求，经诊察后对患者进行手法和推拿按摩治疗，以促进运动和感知觉功能的恢复，缓解疼痛，调整内脏功能，并预防继发性残疾。

（十一）文体治疗师

文体治疗师（recreational therapist，RT）通过组织患者（特别是老人、儿童残疾者）参加适当的文体活动，促进身心康复并重返社会。具体职责是：

1. 了解和评定患者的生活方式特点、业余爱好、兴趣、社交能力、情绪行为等特点。

2. 根据诊断及上述评定，制定患者的文体活动治疗计划。

3. 组织患者参加对身心功能有治疗意义的文娱活动，如游戏、文艺表演、音乐欣赏、电影欣赏、室内球类活动（台球、保龄球等）。

4. 组织患者参加治疗性体育运动、残疾人适应性体育运动，如乒乓球、轮椅篮球、游泳、羽毛球、划船等。

5. 组织患者走向社会到医院外参加有趣的或有意义的社交活动，如到购物中心或百货公司购物，旅行参观，参加夏令营活动、社区俱乐部活动和节日庆祝活动，促进患者与社会结合。

6. 指导患者建立均衡的、健康的生活方式，在如何利用业余闲暇时间、如何养成健康的休闲的消遣习惯上提供咨询。

第四节　康复工作流程

康复工作是一个系统化的工程，必须按照一定规律，有步骤、有计划地进行。现代康复医学理论认为，康复医学不仅是临床医疗的延续，而且应与临床医学同时并进，应该从医疗的第一阶段就开始进行。实践也证明了康复工作开始得越早，其功能恢复得就越好。因此，康复工作必须从疾病的早期进行，直至患者回归家庭或社会。急性期的康复一般只进行 1～2 周；其后需要经过相当长时间的系统、全面康复治疗，时间可能为数周、数月至数年，使患者能发挥最大潜能，获得最大程度的活动能力和社会参与能力，从而提高生存质量，可以回归家庭，恢复工作能力，直至回归社会。

在康复过程中，有些患者可能只经历某一阶段即可恢复工作能力，而有些患者经历较长时间的努力，仍不能生活自理，终生需要他人帮助。所以，在康复流程中的各种机构，均应设置良好的康复服务设施，以满足患者的需要。从医疗机构方面讲，康复病房、康复门诊和社区康复三者各自侧重点不同，其工作内容与流程也不相同。

一、康复病房工作流程

康复病房一般拥有一支专业化的康复团队，其人员分工较细，专业技术水平较高，有着较强康复诊疗实力，康复对象大多是病情不稳定、功能障碍较重的患者。其康复流程主要包括以下几个阶段：信息采集—建立病案—功能评定—制定计划—实施计划—评定再计划。从入院时就需要掌握患者的全身状况、心理状态、一般情况等，建立病案，成立康复治疗协作组。在制定康复计划前，先进行功能评定（初期评定），掌握患者各种功能障碍程度、致残原因、残存功能和康复潜力，并以此为依据，预测康复的预后，拟订患者康复的长、短期目标及康复计划，制定行之有效的康复治疗方案，实施康复治疗。康复治疗到一定阶段再次评定（中期评定），判定治疗效果，更改短期目标，调整计划，制订新的治疗方案，继续康复治疗，通过反复再评定，确认患者恢复已达最佳状态。治疗结束后，对患者进行一次全面的评定（末期评定），以便决定患者今后的去向。功能恢复到可从事某种职业即回归社会，或者回归家庭。

二、 康复门诊工作流程

康复门诊的对象大多是功能障碍相对较轻、病情稳定、不需住院治疗的患者，或者是住院患者好转出院后转入门诊康复的患者。门诊康复工作的流程与康复病房工作流程区别在于是否住院，其他工作相同。

康复病房工作及康复门诊工作流程图见图 5-3。

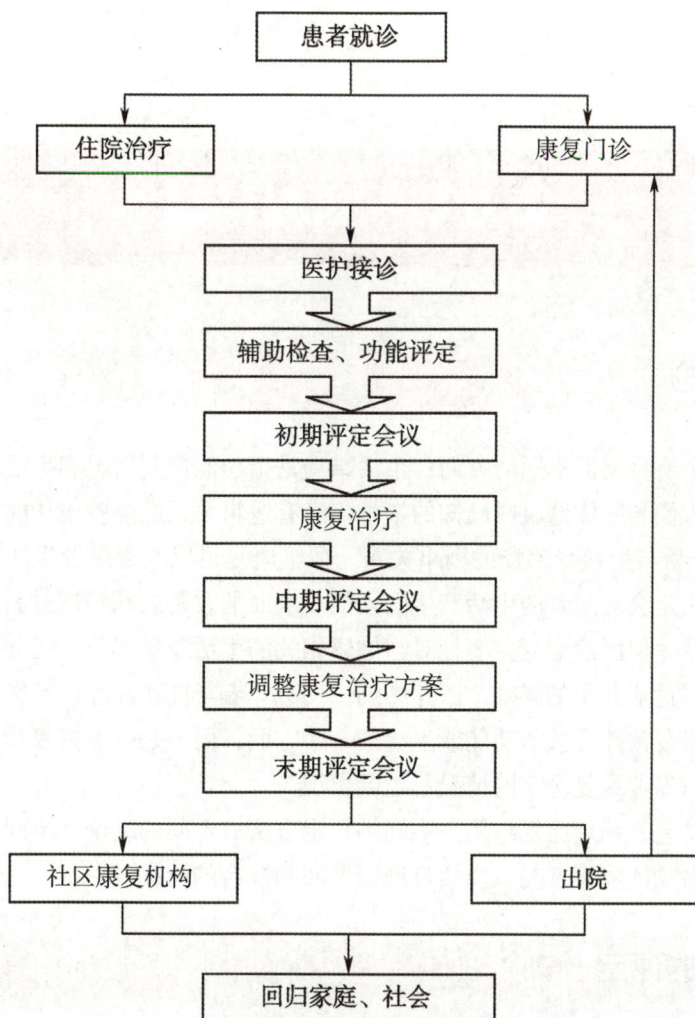

图 5-3 康复病房工作及康复门诊工作流程图

三、 社区康复工作流程

社区康复的主要服务对象是残疾人、老年人、有功能障碍的慢性病患者、有康复需求的社区人群等。因此，社区康复工作需要多部门的参与，各司其职、密切配合、共同推进。社区康复的各项计划和服务是否能切实落实，直接关系到残疾人和其他康复对象能否得到全面有效的康复服务。做好社区康复训练与服务，关键在于把握好各项工作环节和衔接、有序地开展工作。社区康复工作流程大体为：建立社会化工作体系—制定工作计划—建立工作队伍—培训社区康复人员—调查社区康复资源和残疾人康复需求—组织实施—检查评估。

四、 康复临床工作路径

临床路径的建立是现代医院质量管理的一种手段，也是医院内部多学科合作的结果。康复医学在我国尚处于发展阶段，此项工作尚未大面积开展。保障康复医疗质量不但需要强有力的科室管理制度做保障，更重要的是需要有一套完善的临床操作规范做后盾。为了促进学科的发展，与国际接轨，建立康复常见疾病的临床路径非常重要。对于康复医学病房或中心的治疗质量管理，临床路径的制订尤其重要。建立康复临床路径既可以提高康复医疗质量，又可以控制康复医疗成本，从而可提高患者的满意度。

第五节 康复结局

一、 结局的概念

结局通常用于三个有重复但不同的方面：生活结局是指功能恢复情况和生活质量；与健康相关的生活质量是指在生活方面与躯体健康或已知的精神疾患有逻辑关系的经验或功能；以及医疗结局。

"康复结局"意味着与所接受治疗的因果关系。尽管康复可以改善患者生活质量的某些方面，但这并不是说医疗康复一定会对患者的生活产生巨大的、全面的改善或承担这方面的责任。尽管我们关心患者的整体生活质量，但医疗康复主要针对与健康相关的生活质量部分。区分开生活结局和治疗结局的概念是对康复结局达成共识的基础。医疗结局一词意味着与前述治疗以及影响患者功能或健康的联系。康复结局是与康复治疗有关的功能或生活的一个方面，而不是自然恢复和适应（退化）的作用结局，这种作用在没有专业康复医疗的情况下也会出现。

通过康复评定的结果，确定康复结局。不同的评定方法、不同的结论、不同的角度进行评定，得出不同的结论，主要看功能障碍恢复、生活自理以及回归社会的情况。

二、 康复结局的评定

康复结局的评定决定着医生对结局预后的预测，这是患者、患者家属和医师最关心的事情。由此医师可根据病情制定治疗方案，家属和患者对其将来的病情如何也可做到心中有数。目前康复医疗领域对康复结局的评定的理解不再局限于日常生活活动能力的评定，还扩展到认知功能、生活质量、心理、社会环境等因素相互作用，以及医疗过程中的服务质量如服务项目的可获得性和提供服务的满意度等。并且认为康复结局评定需要着眼于整体的功能评定，即涵盖身体结构、身体功能、活动与参与以及环境因素等范畴，有利于康复方案决策制定。

康复治疗和结局：康复治疗的时间开展越早结局越好；越规范系统结局越好；患者/家属配合康复治疗的主动性、依从性越好结局越好；患者并发症和合并症预防和处理得越好结局越好；疗程越充足结局越好。

（一）常用量表

结局评定要全面反映生活质量、健康状况、功能状况三个方面的情况。应根据患者的病情、功能障碍的程度和康复治疗的目标，选用适当的评定量表评定。表 5-2 分类举例的项目可供参考。但目前仍缺乏康复结局评定工具的"金标准"，在康复结局评定工具上的选择尚未达成共识。

表 5-2　康复治疗结果评定常用量表举例

生活质量	健康状况	功能状况
生存质量评定	疾病影响评定	功能评定
安康生活质量表（QWB）quality of well-being scale	疾病影响量表（SIP）sickness impact profile	功能独立性评定量表（FIM）functional independence measure
生活满意度量表（SWLS）satisfaction with life scale	简明调查 -36 条（MOS-SF36）	Barthel 指数（BI）
		Fugl-Meyer 量表 适用脑卒中患者
		美国脊髓损伤协会（ASIA）损伤分级适用脊髓损伤患者

（二）评定的时间

为了使评定结果更精确，符合患者的实际情况，应在以下的时间进行。

1. 治疗的结果处于持久不变的状态，可在这段时间中抽出时间进行评测。

2. 在整个治疗结束后一段时间之内进行评测，这时评测得到的结果能说明是由康复治疗得到的。

（三）评定的作用和目的

1. 有助于临床决策。

2. 预测康复效果。

3. 评定康复方案的合理性。

4. 有利于有关部门和人员间的交流。

5. 总结经验教训，提高康复医疗质量。

6. 作为宣传介绍推广康复医疗服务之用。

7. 可供进一步研究康复医疗成本 - 效益的参考。

（四）影响结局评定的因素

1. **目标方向的问题** 康复目标和结局评定密切相关，各阶段各种治疗方法结局评定的标准不一致，影响康复计划的实施，也导致康复过程中各种康复治疗手段混乱，评定中标准常常采用残留功能的改善或残疾的恢复，残留功能的改善和残疾的恢复的康复措施是有区别的，因而两者的目标常难统一。

2. **个体因素对评定的影响** 康复的对象往往是永久性或进行性功能障碍者，如反复发作的脑卒中、完全性脊髓损伤、多发性硬化等。这些患者的功能障碍是多方面的，包括身体、心理和社会生活等方面，导致生活质量下降。康复结局和个人状况如年龄、职业、教育程度、心理状态、经济状况等有直接关系。状况不同，结局千差万别。

3. **评定结局的工具不完善** 评定结局的工具往往是各种评定量表，主观性较强，不同评定者存在着差异，影响结局评定。

（五）康复患者的疗效评定

康复医学面对的是日常生活能力或就业能力部分或完全丧失的患者，很难用治愈的标准来衡量，因此常采用下列的评定方法。

1. **疗效的标准** 疗效的标准根据治疗前、后的功能独立状态进展情况决定，功能独立状态则根据日常生活活动能力评定中完全能够独立的项目占总项目的百分比来决定。评定的标准如下：

（1）完全恢复：治疗后的功能独立状态达到完全独立水平，日常生活活动能力达到完全独立水平；

（2）显著有效：治疗后的功能独立状态虽然达不到完全独立水平，但其级别较治疗前进步 2 级或 2 级以上，或者进步虽未达到 2 级，单项已达到 FIM 评定中的有条件的独立的水平；

（3）有效：治疗后的功能独立水平较治疗前仅进步 1 级，且达不到有条件的独立水平；

（4）稍好：治疗后日常生活活动能力评分虽有增加，但功能独立级别达不到进级水平；

（5）无效：治疗后的功能独立水平较治疗前比较无变化；

（6）恶化：治疗后的功能独立水平较治疗前下降；

（7）死亡：治疗失败，患者死亡。

2. **疗效评定时所依据的功能独立水平**

（1）完全独立；

（2）有条件的独立；

（3）需要不接触身体的独立；

（4）需要少量接触身体的独立；

（5）需要中度的辅助；

（6）需要大量的辅助；

（7）完全依赖。

（六）结局评定的模式

结局评定的模式可归纳为表 5-3。

表 5-3　结局评定模式

	残损		残疾	残障
评定范围	残损类别 骨骼 智力 神经 心理 听觉 视觉 内脏 容貌 综合损伤、感觉	残损所致功能受限 身体部分 感觉器官 心理 行为 交流能力 环境适应 其他	运动能力 个人保健 身体姿势 灵巧度 行为 交流能力 境遇 特别技能 其他活动限制	经济上的自足 职业 可动性 身体的独立性 社会的融合 定向 其他
评定内容举例	活动范围 疼痛 肌力 重复运动		问卷 操作测试 各项技能调查表	轮椅行进距离 社会接触 就业状况
基本评定标准	规定用 ICIDH 作为 分类法规 一般功能能力		依赖性 / 独立 完成任务的质量 需要帮助程度	财政状态 / 所需支持的水平 社会角色（职业、职务等） 生活安排 社会活动类型 / 频度
结局分析	功能健全 功能受限 / 减弱 功能丧失		操作无困难 操作有困难 需要辅助 器具进行操作 需要他人 帮助进行操作 依赖性 需要外部 加强才能工作 能力完全丧失	正常 减少 / 降低 操作能力缺失
干预手段	医疗和康复治疗		适应性的设备和 环境的修改	社会服务和 社会政策

（陈　伟　张立新　王俊华）

第一节　康复医学在现代医学中的地位

一、　当代疾病谱的变化

　　20世纪50年代以后，人类的"疾病谱（spectrum of disease）"和"死亡谱"发生了历史性的转折。在20世纪初，威胁人类健康的主要疾病是急性和慢性传染病，以及营养不良性疾病、寄生虫病等。但是，当人类步入20世纪末的时候，已经被另外一些疾病所取代。分析20世纪后期的人类疾病谱，我们可以发现，占前三位的是心血管病、恶性肿瘤和脑血管疾病。在这些疾病的发病因素中，都包含有心理紧张、吸烟、环境污染等心理和社会因素。

　　1977年，在第30届世界卫生大会上，世界卫生组织提出"2000年人人享有卫生保健"的行动口号，它的核心是强调对疾病的预防工作，即"一级预防"的内容，包括改善工作和生活环境与增进机体健康两个方面。为此，世界医学界把芬兰作为试验区进行大规模的人群干预试验，指导人民摒弃不良的饮食习惯，如不要吸烟，经常参加体育锻炼，走出户外，到大自然的怀抱中活动。这种声势浩大的全民行动，一直持续了10年。10年以后，当地的冠心病发病率大幅度下降，男性下降了24%，女性下降了51%。由此，人类在预防心、脑血管疾病的道路上，看到了曙光。步入21世纪，随着社会的进步、科技的发达，健康新理念的医学科技革命正在席卷全球。人口老龄化速度迅猛，全球医学面临新的挑战。中华人民共和国成立以来，中国医学科技也发生了巨大的、深刻的变化。预防医学的发展，使各种传染疾病得以有效控制，改变了疾病谱；临床医学的发展，延长了人类的生命，改变了年龄谱；康复、保健医学也急需发展，旨在提高人类生活质量，改变生存谱。于是，"生物 - 心理 - 社会"的医学模式应运而生。人们认识到，只有从社会、文化、经济、心理之间的关系考虑，以系统的观点，从更高的层次上重新认识疾病，才是下一个世纪人类战胜疾病的出路。

二、　对健康的认识与提高

　　由于时代、环境和社会条件的不同，人们对健康内涵的认识也就不同，人类对健康的认识是随着科学技术的发展和社会文化教育的进步而不断更新、提高、完善的。从医学角度讲，人们的健康观经历了古代、中世纪、近代和现代的系统演变阶段。

　　1. 古代对健康的认识　早在古代，人们就从朴素唯物主义观点出发，认为人体是统一的整体，并指出人体与环境应保持统一，因而应从整体角度来认识人体健康。在我国古代这一认识以"阴阳平衡""天人相应"为代表。这一认识至今还具有重要的影响。"天人相应"的认识指出，天即自然环境为大宇宙，人即机体为小宇宙，只有这大、小宇宙保持一致才能维持人体健康。这一认识和现代"机环统一论"很相似。机环统一论是指外界自然环境和人体内环境的统一，即人类生活的环境与人体健康之间有着密切的联系。17世纪以来，由于经典力学、机械学的伟大成就和机械唯物论的思想影响，人们传统的健康观念发生了很大的变化，把健康的机体比作协调运转加足了油的机械。这一机械论的思想，统治了医学近两个世纪。

2. **近代对健康的认识**　直到18世纪，机械论的医学思想对医学的发展出现双重性，一方面认为机体是纯机械的，从而排除了生物、心理、社会等因素对健康的影响，而常常用物理、化学的概念来解释生物现象。另一方面机械论又使解剖学、生物学获得了进展，大大推动了医学科学的发展。19世纪自然科学的三大发现，即能量守恒定律、细胞学说和进化论，进一步推动了生物学和医学的发展。因此，19世纪称为科学的世纪。科学方法被广泛地应用于医学实践，这时对健康的认识已有很大的提高，并建立了健康的生物医学观念。

3. **现代对健康的认识**　20世纪30年代，人们已经认识到人体是一个复杂的层次系统，人体的健康是体内系统各层次结构和功能耦合的结果。20世纪40年代末，出现了从整体角度出发来研究医学和健康概念的趋势。1947年世界卫生组织提出了著名的健康三维概念："健康乃是一种躯体上、心理上和社会上的完满状态，而不仅是没有疾病或虚弱。"这个概念从三维角度衡量健康的水平，是生物-心理-社会医学模式在健康概念中的具体体现。在1988年国际心理卫生协会年会上，与会代表们又为健康补充了新的内容：健康的概念还必须包括提高道德品质。因此，健康应是"身体、心理、社会适应、道德品质的良好状态"。正是这一健康的新概念，促使人们的健康观发生了变化，结束了"无病就是健康"的旧观念。1990年，世界卫生组织进一步定义了四维健康概念，即"一个人在身体健康、心理健康、社会适应健康和道德健康四个方面皆健全"。再到1992年，世界卫生组织在《维多利亚宣言》中提出了健康四大基石：膳食合理，适量运动，良好生活习惯，心理平衡。这表明，健康新概念已经形成并被人们广泛接受。现在，越来越多的人在关心自己身体健康的同时，也逐步重视起了维护自己的心理健康。心理（精神）健康是健康组合的有力补充和发展。心理健康是指人的内心世界充实、和谐安宁的状态，并与周围环境保持协调均衡。心理变化常常会引起一系列的生理变化，强烈或持久的负性情绪能引起生理器官或系统功能的失调，从而可以诱发心身疾病。俄罗斯著名生物学家巴甫洛夫认为，忧愁、悲观的情绪可以使人患病；而积极向上、愉快、意志坚强和乐观的情绪可战胜疾病，更能使人健康和长寿。随着社会经济的发展和现代生活的变化，人们的心理健康面临着新的挑战，学生时代的学习、青年人的择业和恋爱、成年人的家庭稳定和职业变化、子女的培养教育以及老年人的晚年生活等都需要健康的心理来支持。从康复医疗的角度来看，伤病患者的心理状态对整个康复治疗过程能否顺利进行起到至关重要的作用。可以确信，心理健康对人类健康和社会进步都有重要的影响。人类具有自然的"人"和社会的"人"的双重性，应当既考虑人的自然属性，又绝对不忽略人的社会属性；既重视健康对人的价值，又强调人对健康的作用，并将两者结合起来。这种对健康与疾病、人类与健康多因素的因果关系的认识是人类对健康观念的更新。世界卫生组织指出，"健康是基本人权，达到尽可能高的健康水平是世界范围内一项重要的社会性目标"。由此可见，应当把人们的健康问题看作是全社会、全民的事业，是人类生存和发展的基本要素。这就要求个人不仅要珍惜和促进自身的健康，还要对他人和群体，乃至全社会人群的健康承担义务，医务工作者更要为人类的健康肩负起主要的责任。伤病患者的康复事业是这部分人的人权事业的重要组成部分，重视和加强康复事业的建设也是对维护人权的重要贡献。2016年习近平总书记在全国卫生与健康大会上强调，要把人民健康放在优先发展的战略地位，以普及健康生活、优化健康服务、完善健康保障、建设健康环境、发展健康产业为重点，加快推进健康中国建设。

三、 医学模式的转变

医学科学的发展源远流长，经历了数千年的历史进程。

1. **整体医学模式**　早期的医学倾向于以整体的观念对待患者，即"整体医学模式"或"自然哲学的医学模式"。其特点是以朴素的唯物论与辩证法来概括防治疾病的经验，解释疾病的种种现象，把人体及人体与环境的协调与适应视为统一的整体。在祖国传统医学的理论中就有"天人合一""形神合一"的思想和"外感六淫、内伤七情"的病因学说，并有治"病"必先治"神"等方面的记载，这些都体现了整体观念。古代的希腊医学也属于这一类型的模式，认为医生所医的不仅是"病"，而是强调作为一个"整体的人"。因此，古代的医者在为人治病中很重视自己的一言一行对患者及其亲属心理上的影响。但限于时代的条件，古时较多地停留在对现象的观察，缺少实验基础研究，尚无法探索生物病因，还难以控制和防治严重的传染病。

2. **生物医学模式**　自公元14、15世纪以来，资本主义工业生产的进步，带动了科学技术的发展，物理、化学及生物学科都有快速的发展，医学领域内的解剖学、生理学、病理学、生物化学等技术的进步，促使医学的重点转向于通过研究人体在生物学方面的改变，去探索疾病的病因和寻找治疗方法，产生了以实验生理学与细胞病理学为基础的"生物医学模式"。这一模式较前一种模式有较大的进步，它把医学放在实验和定量的基础上，把理化和工程技术等应用到医学中，推动了医学的更快发展，而动物实验的大量应用也促进了解剖学、生理学、病理学、药理学和微生物学等基础学科的飞速发展。病原微生物的发现，使学者们找到了控制急性病和传染病的源头。各种维生素和激素的成功研究以及近代在细胞、蛋白、分子以及基因水平上的研究成果，器官移植和人工器官的应用等等方面的成就，确实为医学科学的发展做出了巨大的贡献。但是，随着人类学、社会学和心理学的发展以及在医学的实践中，"生物医学模式"已逐渐显现出其种种的缺陷和局限性。单纯的"生物医学模式"凸显出的缺陷是在根本上忽视了作为医疗对象的"人"的完整性，它将人体只做了局部的、孤立的、静止的研究，认为每一种疾病都必须并且可以在器官、组织、细胞学上找到可测量的形态或化学上的变化，都可以确定出生物的或理化方面的特定原因，都可以找到针对某一疾病病因的特异治疗手段。然而，医学科学并非单纯的自然科学，它不仅有自然科学的内涵还同时包含着社会科学的内容。因此，单纯的"生物医学模式"已不利于对患者的诊断、治疗及医学的发展。

3. **生物-心理-社会医学模式**　从20世纪的30—40年代起，心理因素与疾病的关系开始受到重视。由于工业和市场经济的快速发展，社会生活中出现的激烈竞争，也使人际关系变得复杂，随之而出现的一些慢性病日趋增多，如心脑血管病、消化性溃疡、糖尿病、肥胖症、神经衰弱和恶性肿瘤等的发病都与心理因素有着密切的联系。由此而导致的残疾也呈直线上升之势。单纯的"生物医学模式"显然有其一定的片面性，它没有考虑心理因素和社会因素在人们的健康和疾病中的作用。在医疗实践中医学专家意识到病因不是单一的，必须有一个新的指导思想才能更好地为人类健康服务。1977年美国精神病学专家Lengle顺应时代要求提出了生物-心理-社会医学模式。Lengle在新模式中改变旧的生物医学模式的不足，将社会、心理包括在导致人们死亡的因素之中。他认为：脑与外界存在着复杂的联系，随身体和社会变化而变化。环境的压力或是心理因素对人而言是潜在的致病因素；情感是环境压力与机体之间的桥梁。医学发展为什么需要新的模式？第一，它是临床发展的需要，它的出现有利于医生整体了解疾病，改变以往只看器官不看人的缺陷。第二，"社会、心理、生物"三个维度相互联系，彼此影响，相互关联。第三，只有综合考虑各种因素才能有效地治疗疾病。新模式特点是整体式的，强调人的整体性，人的心理活动制约人整体的生命活动，人的健康与疾病实际上是一种整体的协调和失调。心理模式是"人"的模式，包括正常人和患者，体现"以人为本"的现代理念，符合当代医学发展需要，同时也是社会发展的产物。在这一新的医学模式下，临床医学研究就必须从生物、心理和社会这三个方面去了解、体察患者，制订合乎实际的诊断和治疗方案。新医学模式的建立将促使医学更全面地探明人类的心理变化和躯体疾病之间的内在联系，更深刻地揭示人类为战胜疾病与维护健康而斗争的科学本质，并据此探索出预防和治疗疾病的更全面、更有效的方法。康复医学强调的功能康复是重要的。一方面坚持重视原发疾病的基础治疗和预防，另一方面重视积极鼓励患者主动参与、身体力行、给予心理支持，并结合综合的、协调的、多方面的康复措施来关怀、支持患者，充分体现生物 - 心理 - 社会医学康复新模式。这种新模式的实施也会大大促进康复医学的发展。

第二节 与其他医学的关系

一、 与预防医学、保健医学的关系

预防、治疗、保健、康复是"四位一体"的现代医学的基本内容。医学的这四部分内容在本质上是有所不同的，不能用医学的一个方面取代其他方面。但是，它们又是密切联系、不可分割的。康复医学与预防医学、临床医学、保健医学的任务和方法不同，但同属医学科学体系，同样需要解剖学、生理学、病因学、病理学等基础科学为基础，在实践工作中康复医学和其他医学学科是互相交叉、重叠和渗透的。在时间上常需临床治疗与康复并进，不能简单地划分治疗期与康复期。一些具体的康复医学措施在实施上除专职人员在专业康复医学机构内进行，根据具体条件，也可由临床专科医生邀请获得康复医学资质的专职人员在所在专科内进行。康复医学在方法学上吸收了各种医学学科中有助于功能恢复的疗法，在统一计划下综合运用。康复医学作为一个新兴的医学专业，与预防医学、临床医学、保健医学间均有密切关系，但是又有很大区别。一些新兴的交叉学科（亚专科）如康复保健学、预防康复学等正在孕育之中。

预防医学，就是关于如何发挥人体本身自然免疫力、预防病变的医学，亦是关于如何充分供应体内细胞所需的营养和氧气，并增进正常新陈代谢作用，使生理功能发挥极致、意识趋于安定而达到身心平衡状态，使本身自愈力自然增强的一种防治疾病的健康医学。在疾病或损伤发生之前，保健强身，通过一级预防措施预防疾病或损伤的发生；在疾病的急性治疗期间，应当预防残疾的形成（二级预防），而在功能恢复的康复医疗期间，不但应当进行必要的临床医疗的治疗处理，同时要强调预防残疾的进展，恢复功能，做到残而不废（三级预防）。

保健医学是利用基础医学、预防医学、临床医学、康复医学以及其他学科的知识去研究、实施、推动、促进人们主动、积极地增进健康、预防疾病，进而达到健康长寿的目的。预防保健，是相对于康复治疗而言，其实预防保健做好了，就是一种康复手段、一种治疗方法，也为进一步做好康复与治疗打好了良好基础。预防保健面对的是一般健康群体，康复与治疗面对的是一般发病个体。预防保健与康复治疗的关系是辩证的、相辅相成的，预防保健措施可以运用于康复治疗手段，康复治疗措施可以运用于预防保健。预防保健和康复治疗的区别是实施者、度、量的问题。预防保健实施者可以是任何人（包括相关专业医生），所使用手法常偏轻，量偏少；康复治疗实施者则需要专业医生，所使用

手法由于能够控制在一定限度内，所以可以偏重，量偏多。康复医学在临床实践中逐步总结出的各种有效的治疗措施，可以应用于正常人群的预防保健，从而起到"治未病、未病先防、已病防变"的作用。良好的临床治疗会给康复处理创造极为有利的前提条件并取得良好的康复后果。不断创新与发展的临床治疗学正在为功能康复创造更好的条件。良好的康复医疗处理，也会使临床治疗效果充分体现出来，达到功能恢复的最高水平，提高患者的生活质量。康复医学与保健医学、预防医学及治疗学相互渗透，用它特有的关于整体功能的理论和功能评估与训练的方法，形成新的康复医学学科体系。

二、 与临床医学的关系

根据卫生部《综合医院康复医学管理规范》第三条的有关规定，康复医学科是在"康复医学理论指导下的从事康复医疗服务的临床科室"。目前，一方面，康复中心和部分综合医院康复医学科已建立康复病区，开设康复病床进行临床康复治疗，另一方面又要与相关临床科室密切协作，为病、伤急性期和恢复早期的患者提供康复医学专业诊疗服务。康复医学的发展，特别是近年来早期康复和专科康复的发展，使得康复医学和临床医学的关系更加密切。从医疗时间上，康复医疗不再仅仅是临床医疗的延续，而应尽早和临床医疗同时进行。从医疗空间或范围上，康复医学已深入传统临床医学的各专科领域，形成了如骨科康复学、神经康复学等亚专科康复学。近年来国际及国内建立的专科中心，如脊髓损伤中心、脑卒中单元等，为患者提供从临床急救、早期治疗和早期康复的系列服务，取得了治疗康复效果良好、住院时间较短及花费相对较少的结果，充分体现了临床医学和康复医学密切结合的优越性。康复医学和临床医学的结合也体现了医学发展从生物医学模式向生物 - 心理 - 社会医学模式的转变。

康复医学和临床医学的最终目的是一致的，都是为了恢复患者的健康。因为对损伤的防治是功能康复的重要条件。因此，了解康复医学与临床医学的区别与关系，对进一步加强临床工作中康复与临床医学的有机合作具有重要意义。

康复医学与临床医学的区别包括：

1. **治疗方向或目标不同** 传统临床医学主要是针对原发疾病进行治疗，采取一切必要医疗措施，解除临床症状与体征，逆转原发疾病病理过程或消除病因、挽救生命、治愈伤病。康复医学则主要是针对功能障碍进行治疗，往往需要采取一切必要的代偿或补偿方法。临床治疗后器官和系统功能主要依赖自然恢复。事实上，不少伤病者的功能障碍的最佳改善并不能靠自然恢复。解决这种遗留下来的功能障碍也没有特效药物与手术方法。在无法改变病因、病理和病理生理状态时，临床治疗就基本结束了。由于缺乏主动积极的功能锻炼，临床治疗效果受到影响，甚至由于过多地静养，导致不必要的功能障碍，形成恶性循环。例如急性心肌梗死患者，过去的理念过分强调心肌的保护，主张患者卧床休息6周，以待心肌瘢痕形成。然而长期卧床本身可以导致血容量减少，血液黏滞度增高等，使原本受损的心血管功能障碍加重，同时导致身体运动能力进一步障碍。康复医学针对的是功能障碍。康复医学诞生的土壤就是临床医学的一些局限性。许多疾病去除病因后已经形成严重功能障碍，功能障碍不能自动恢复。经积极康复治疗后，部分功能仍不能恢复时，如截肢、完全性脊髓损伤等，可以通过功能代偿的康复治疗方法。康复医学的目标并不是使疾病"痊愈"（事实上也不可能痊愈），而是通过医学的手段帮助伤病患者在身体 - 个体活动能力 - 社会参与能力这三个层次上，达到最大程度的恢复。康复医疗也是对临床医疗十分重要的扩充和延续。

2. **诊断与评价方式不同** 临床医学进行疾病诊断采用的是 ICD-10 分类，即国际疾病分类标准。这一分类是以病因分类为基轴，辅以解剖部位和其他的分类方法制订的。康复医学则采用《国际功能、残疾和健康分类》（international classification of functioning，disability and health，ICF），简称"国际功能分类"。它定义了健康的成分（如功能、残疾）和一些与健康状况有关的成分（如背景因素），体现了健康状况、功能和残疾情况以及背景性因素之间是一种可以双向互动的统一体系。

3. **实施方式不同** 康复医学与临床医学的重要区别还在于，临床治疗主要是由专科医师和护士负责实施，即由责任医师负责诊断和制定治疗方案，多采用药物等化学的治疗方法或手术治疗。康复治疗则由多学科康复治疗组采用以物理因子、运动疗法干预为主的方法进行治疗。由于涉及的功能障碍和功能的恢复常常是多方面的：身体、心理、个体活动能力、社会参与能力、康复工程等，因此，不是一个单一的康复专业就可以解决的（如物理治疗师主要侧重运动功能的恢复，作业治疗师主要侧重个体活动能力的恢复，言语治疗师侧重交流能力的恢复，假肢矫形器师设计、装配假肢、矫形器等，康复护理保证患者医学情况的稳定等）。因此，必须以小组的工作方式进行多学科的合作，不同的康复专业人员从不同的角度共同为患者的功能障碍进行评定和康复治疗。通常，康复医学的临床工作是在康复医师的领导下，组成由康复护士、物理治疗师、作业治疗师、言语治疗师、假肢矫形器师、心理治疗师、社会工作者等参加的康复医疗组，全面地、协调地实施康复医疗工作。

4. **护理的方式方法不同** 康复护理中基础护理技术与临床护理是一致的，但康复护理注重患者自己能力的发挥。康复护士不仅要完成基本护理任务，还要指导或协助患者在病区开展康复训练。其重要特点是要千方百计地使患者从被动接受他人护理（替代护理），转变为护士指导或协助下患者自己尽可能照料自己的辅助性护理（辅助护理）。康复护士是康复教育的组织者，使患者及家属了解康复的目标和基本方法，以利于患者住院期间和出院后的康复。

5. **患者的参与方式不同** 康复医学与临床医学的区别还在于在临床治疗中患者主要是治疗的（被动）接受者，而在康复治疗中患者则是治疗的主动参加者。尽管在临床治疗中需要患者的主动积极地配合治疗，但临床治疗主要由主管医师和护士实施。康复治疗的大量经验证明，没有患者的主动参加，任何康复治疗都不会达到理想的效果，已达到的目标也不能维持（表6-1）。

表6-1 传统临床医学与康复医学的区别

项目内容	传统临床医学	康复医学
对象	疾病（患病的个体）	功能障碍（病残的个体）
目的	治愈疾病或稳定病情	功能恢复（三个水平）
诊断或评价	疾病诊断（按ICD-10分类）	功能评定（按ICF分类）
治疗手段	被动性医学处理为主（如各种途径的药物治疗、手术等）	主动性康复训练为主（如物理治疗、作业治疗、言语治疗、假肢-矫形器、心理治疗等）
专业人员	医生、护士	康复小组（康复医师、康复护士、物理治疗师、作业治疗师、假肢矫形器师、心理治疗师、社会工作者）
后果	治愈、好转、无变化、死亡	在三个功能水平上的提高程度
社会性	从医学的角度考虑多	从社会学的角度考虑多

（郭 琪）

第七章
康复伦理问题

康复医疗人员在进行康复治疗过程中经常会遇到道德上进退两难的处境而难以制订具有良好依从性的康复计划。例如患者、家属和工作人员会在康复目标、康复过程及应用何种康复治疗技术方面不能达成一致，患者希望尽早回家而家属则希望其留在医院继续治疗，尽管康复医生和治疗师都知道康复训练能改善他的功能活动并促进其最后回归家庭，但却很难为一个不想继续康复而且不合作的患者提供切实有效的康复治疗。与之相反，有些患者在医院内已经恢复到一定的功能水平，但仍不愿回到家庭进行社区康复和适应家庭环境，而是过多依赖于医护人员和家属。虽然各种因素之间并无孰轻孰重，但我们必须从中做出选择，使我们的治疗决策与道德责任相一致，不违背医学伦理学原则。有关道德和伦理方面的决定不同于法律、科技、宗教和政治决定，前者强调什么是合适的，而不是强调什么是可能的或合法的。

伦理学（ethics）是对人类道德生活进行系统思考和研究的学科。道德（morality）是人类社会的一种重要意识形态，是人们在社会生活实践中形成的，并由经济基础决定，以善恶为评价形式，依靠社会舆论、传统习俗和内心信念，用以调节人际关系的心理意识、原则规范、行为活动的总和。医学伦理学（medical ethics）是一门研究医学道德的科学，是运用一般伦理学原理，研究和指导医疗卫生领域的道德现象、道德关系、道德问题和道德建设的学说和理论，研究医学中的伦理问题和伦理中的医学问题。医学道德（medical morality）是医务人员在医学领域中形成的并依靠社会舆论监督和内心信念指导的，用以调整医务人员与服务对象以及医务人员相互关系的行为原则和规范的总和，并随着医学研究领域的发展而发展。

第一节　历史与发展

医学道德思想的发展与其当时所处的历史条件、社会制度、宗教信仰、经济文化背景有着密不可分的联系。

一、公元前及中世纪的医学伦理

1. **西方古代医德思想**　著名的希波克拉底誓言，是古希腊医德思想奠基人希波克拉底（Hippocrates，公元前460—公元前377）及其学派，在长期的医学实践中总结出来的道德行为准则。希波克拉底誓言要求医生要忠于职守，不能给患者致死性药物，要努力保持行医的纯洁性和神圣性。他们要去帮助患者并允许决定如何使患者最大获益，但禁止伤害患者。1948年，世界医师协会在希波克拉底誓词的基础上修改定名了作为国际医德规范的《日内瓦宣言》。公元5～14世纪欧洲进入封建社会，意识形态领域被基督教神学统治，阻碍了医德思想的发展，使其处于长期停滞的状态。

2. 我国古代医学伦理思想"神农尝百草"和"伏羲制九针"的传说，体现了我国古代古朴的医德思想的萌生。唐朝孙思邈的《大医精诚》和《大医习业》已经比较全面地论述了从医的目的、医生的品德修养、献身精神和医疗作风，主张医生应同时具有精湛的医术和高尚的道德，此时中国古代医德思想进入了发展时期。唐以后随着一批具有医师道德规范性质的医德文献的问世，标志着我国古代医德思想进入了成熟时期思想。如明代龚廷贤著《万病回春》中有"医家十要""病家十要"和"医家病家通病"内容对医师的职业道德规范进行了研究和制定。同时代的陈实功撰写的"医家五戒十要"针对医生的专业学习、道德修养、言行举止、服务态度以及如何处理好同行之间的关系进行了明确的叙述，与上述《希波克拉底誓言》并称为世界古代医德文献之一。

二、 近代医学伦理的诞生

欧洲的文艺复兴运动打破了中世纪封建宗教思想对医学道德的桎梏，人道主义和自由平等博爱的伦理思想开始渗透到医学领域；工业革命引起的科技进步使医学由经验医学发展为实验医学，两者为近代医学伦理学的发展提供了理论基础和物质基础。1791 英国医学家 Thomas Percival 为曼彻斯特医院专门起草了《医院及医务人员行动守则》，后经修订更名为《医学伦理学》，于 1803 年出版。1847 年，美国医学会在《医院及医务人员行动守则》的基础上，制订了《医德教育标准和医德守则》。1864 年，在瑞士日内瓦成立了"万国红十字会"，订立了《日内瓦国际红十字会公约》，医学伦理学逐渐向着系统化、规范化、理论化方向发展。

三、 现代医学伦理的发展

二战以后医学伦理学开始作为一门独立完整的学科。科技的发展为医疗提供了科学基础，许多疾病能被治愈。生物学和护理方面的发展使我们面临更复杂深刻的道德窘境。导致医学伦理问题的发展主要有五方面的因素：首先，医学科技的发展如肾透析、器官移植、基因工程和胚胎移植等使我们有能力去介入自然发展规律，社会对医疗健康的强烈责任感以及对尽可能使用可利用科学技术的巨大驱动，使得很难限制高科技在医学领域的应用；第二，医疗资源是昂贵的，随着急诊和急症医学的提高，挽救了大量的生命，慢性病和各种疾病的相应费用急剧增长；第三，公众在推动对医学伦理问题的认识中起着重要作用，一些疾病的发生率越来越高，医患纠纷日益增多，政府和公众支持医学研究并关注医学发展动向及医疗政策的制定；第四，随着我们日益关注对少数民族、妇女儿童和残疾人的尊重，进一步催化了对患者人权的讨论，基于对尊重自我决定和个人尊严的考虑，医疗工作人员认识到患者有权做出自己的决定；最后一个因素是大家越来越注重生活质量，虽然随着医学技术的飞跃发展很多患者存活下来，但是有些人是否过着有意义的生活？从这一角度来看，有时治疗的结果比疾病本身更坏，它所造成的负担超过了患者得到的益处。

四、 医德基本准则

1. **以人为本，救死扶伤** 以人为本，救死扶伤是最基本的医德准则。以人为本在医疗活动中体现为尊重人的价值，强调病人的中心地位，树立"大医精诚"理念，发扬人道主义精神，全心全意为人民服务。

2. **严谨求实，精益求精** 随着医学模式转变为生物 - 心理 - 社会医学模式，医学新技术的不断发展，人民群众对自身健康需求的不断提高，需要医务工作者不断更新知识，提高医学技术水平。做到"热爱学习，钻研业务，努力提高专业素养，诚实守信，抵制学术不端行为。"

3. **尊重患者，关爱生命** 遵守医学伦理道德，尊重患者的知情同意权和隐私权，为患者保守医疗秘密和健康隐私，维护患者合法权益；尊重患者被救治的权利，不因种族、宗教、地域、贫富、地位、残疾、疾病等歧视患者。

4. **举止端庄，医患和谐** 做到态度和蔼，言语文明，践行医疗服务承诺，加强与患者的交流与沟通。

5. **廉洁自律，恪守医德** 弘扬高尚医德，严格自律，不索取和非法收受患者财物，不利用执业之便谋取不正当利益。

6. **遵纪守法，依法执业** 自觉遵守国家法律法规，遵守医疗卫生行业规章和纪律，严格执行所在医疗机构各项制度规定。

7. **互尊互学，团结协作** 要求医务人员忠诚职业，共同维护病人利益和社会公益，正确处理同行同事间关系，互相尊重，互相配合，彼此信任互相协作，共同提高。

8. **乐于奉献，热心公益** 积极参加政府安排的抗灾、救灾等指令性医疗任务和社会公益性的医疗活动，开展健康教育和社区卫生保健服务，提高全民健康意识，促进健康状况的改善。

五、 康复医学伦理的特点

康复医学涉及慢性长期的医疗过程，患者会在较长时间内接受一系列康复专业人员的治疗，伦理责任不明确。伦理问题在一些康复专业教育和培训过程中没有得到应有的重视。康复伦理的原则涉及使患者获得最大受益、尊重患者自主权以及社会医疗资源的平均分配和均等享受三方面，但如何平衡三者是康复医务工作者必须面对的问题。

第二节 临床康复实践中的伦理问题

康复医学针对患者的功能障碍，这些功能障碍往往是不可逆的，较少能够被治愈，残留的功能障碍可能将伴随患者一生。康复治疗是通过功能再训练和对环境的改造来恢复其技能和能力，从而改善功能，提高生活质量。要完成这一目标，需要多方医疗专业人员的参与，包括医生（physician）、护士（nurse）、心理学家（psychologist）、物理治疗师（physical therapist）、作业治疗师（occupational therapist）、言语治疗师（speech therapist）、职业治疗师（vocational therapist）、文体治疗师（recreational therapist）、社会工作者（social worker）以及宣教者（educator）等等。每位患者的康复治疗都涉及一个多学科康复团队、家庭成员和患者本人。随着医疗保险制度的逐步完善和大众对生活质量要求的日益提高，康复治疗在临床实践中也将遇到越来越多的医学伦理问题。

一、 康复专业人员对患者的选择

由于医疗保险赔付对不同疾病的康复治疗有一定的时间限制，患者的医学诊断和预后不同，患者承担社会角色的不同、医患比例不协调、康复资源分配的不均等、个人负担费用能力的差异、个人对生活质量的要求不同、康复人员的价值观的差异等因素都将影响康复专业人员对患者的选择。康复人员为了更合理地利用资源，通常选择具有康复潜力的患者。康复治疗师列出选择治疗患者的各种因素和程序，检查评估患者，确保患者医疗状况稳定以及存在能够改善的功能障碍，当患者的最大利益和自主选择相冲突时，需要与患者和家属进行协商，将治疗情况和康复效果进行说明，尽最大努力争取患者的利益最大化，如果劝说无效，并确认患者和家属的要求是经过了认真和理性的思考，需要尊重患者的自主选择。

二、　个体化康复方案的制定

个体化康复方案的制定需要康复治疗人员从患者及家属那里了解关于个人康复目标和出院后环境需求的信息，以便制定治疗计划。由于患者不了解康复对自身功能障碍能有哪些改善，很难主动参与到治疗中来。同时，患者的康复治疗会涉及许多方面的利益，如患者的家属、承担或支付患者医疗费用的个人、社会团体或机构以及康复医疗小组成员。各方面人们对康复治疗及其结果也会有不同看法，因而所设定的康复目标可能不一致，甚至是相互排斥的。尊重患者的自我决定（self-determination）仍是最重要的。从尊重自主权的观点出发，即使患者做出不好的选择，医疗专业人员也不能把自己的价值观强加给患者。患者可能拒绝进行那些专业人员认为对患者有益且必须的康复训练，因此在制定康复目标时可能会使得医患关系（patient-practitioner relationships）紧张。康复治疗师只有理解患者的价值观，才能给出恰当的建议；同时应该意识到一味迎合患者意愿的言行有时会损害患者的最佳利益，患者也可能会改变自己对专业人员建议的认识。

三、　医患关系

患者和康复治疗人员之间的关系是长期的。随着医患关系转为"以病人为中心"，患者在医疗过程中越来越重视其知情权，对医疗服务的要求呈现多元化、多层次的趋势。康复治疗人员需要告知患者真实情况，使患者能够谨慎认真权衡利弊，进行选择；而康复治疗人员将按照有自主决定能力患者的意愿和允许为其提供医疗服务。同时，在提供医疗信息和康复治疗措施时需要考虑患者和家属的相互关系及其特异性，对所有的治疗项目都要有知情同意，并随康复进程需要重新签署。对于有严重认知障碍而无自主意识的患者，治疗人员有相对意义上的决定权，但仍需要与家属及时沟通，获得其理解和支持。随着患者自主能力的恢复，他们有权了解自己的相关治疗并做出决定。

四、　专业团队的协调与配合

康复团队是一个由多学科的专业人员组成的小组，通过共同工作帮助患者解决功能障碍（dysfunction）、社会心理（psychosocial）和职业能力（occupational ability）的需求。团队人员的丰富经验和不同分工能使治疗更有效，也使患者需要面对多名治疗师，医患情感联系相对减弱，他们可能会把所谓的"秘密"告诉其中一位治疗师，而不让他告诉其他的医疗人员；团队成员可能会从患者和家属处获得各不相同的信息；每个团队成员为患者制定的目标可能会有所差异，从而引起谁有权威性和谁来负责的争议；团队成员可能以不同的甚至是矛盾的方式治疗患者，患者的治疗时间也会有不同见解。解决上述问题，需要充分利用康复小组会议，使小组人员明确哪些责任由小组成员共同承担，哪些由专人承担，对患者及其家属强调康复相关信息共享的必要性。康复团队应争取尽快解决患者、家属和团队成员之间不可避免的冲突，以确保治疗的有效性。

五、 家庭成员的作用与职责

家庭成员通常承担着非常重要的、特殊的照顾责任，康复治疗过程中提供特殊的情感支持和患者所需的身体照顾，参与制定康复目标，以及患者出院后的安排。但家庭成员对于照顾患者存在不同的观点，有的认为很愿意有这种能力为患者提供善意细心的照顾；有的则感到很困难，照顾残疾患者超出了家庭成员的经济、体力和人力能力，感到自己的利益受到了威胁。现在的家庭不是每个家庭成员都能够照顾患者；虽然家庭照顾者能够给患者以最好的帮助，但照顾者可能不愿意因此放弃自己的生活计划。当患者的需求较小而家庭成员又愿意做出少量牺牲时，工作人员应鼓励家属尽义务；但当患者残疾较重家属需做出巨大牺牲时，强力劝说显得不太公平。

六、 康复治疗质量控制与康复治疗终止

临床上很多原因会影响到治疗人员对患者康复治疗的终止，治疗小组可能会在较早时候对那些不合作、主动性差的患者提出其出院问题；医疗人员需要把有限的康复资源用于新的更需要康复的患者而中断对需要长期康复的患者的治疗；康复人员可能担心患者出院后是否能继续得到充分的治疗而延长治疗时间；综合性医院床位周转率的要求，可能导致患者尽早出院而不去考虑其功能水平的改善；患者的家庭条件和参与程度也将影响康复治疗的终止；有些患者虽然已经恢复到一定的自理能力，但仍想继续留在医院康复治疗；有些患者可能因为出现并发症被转入急症科室而被迫中断康复治疗。

总之，患者和家属有权知道如何对患者的进步进行评估、决定终止治疗的标准。专业治疗人员应该记录患者康复进展的详细资料，以便提供终止治疗的客观依据。康复小组应该尽可能考虑和尊重患者和家属的意见并告诉他们小组关于治疗终止的讨论。

第三节 政策、法规问题

现代康复医学的创新与发展是由新时期的多方面因素不断成熟、不断进步而促成的。比如"科学是第一生产力"思想的确立，影响并推动康复医学技术的更新与进步；国外康复医学新概念、新理念、新技术的大幅引进，加快了国内治疗技术水平的提升；国家经济的快速发展和互联网的广泛普及，大大提高了民众对慢性病治疗的重视以及康复治疗的需求；更重要的是，关注民生、关注全民健康、关注残疾人康复和基本医疗保险等多项政策法规的相继出台、完善，为现代康复医学的发展奠定了坚实的根基。

一、 资源的分配

1. 社会对康复医疗需求的增加　随着社会的发展、医疗需求及形式的不断变化，医疗资源的分

配（allocation of resources）也需要不断地审视和调整。比如，受多种因素影响，国内需要康复治疗的患者数量在不断增加。随着医疗技术水平的不断提升，过去那些因早产或先天畸形等原因致死的婴儿，现如今存活比例大幅度增高；许多伤者和危重患者也有了更多得以获救的机会，其中脑外伤、脑卒中等疾病的致残率逐年上升；但这些病患往往遗留严重的功能残疾（functional disability）或后遗症，后期需要巨大的康复医疗服务。

随着人口的增加、寿命的延长、致残性疾病发病率的增加、社会老龄化的到来，致使大多数患者迫切需要康复治疗来为其改善在学习、工作和社会中的生活质量。更重要的是，国家经济的快速发展、医疗保险的逐步完善、人民物质与精神生活水平的显著提高，致使群众对疾病恢复、功能康复及高质量生活的渴求越来越高。2016 年 9 月 29 日国务院新闻办公室发布《国家人权行动计划（2016—2020 年）》书，这是我国第二个以人权为主题的国家规划，其中强调，到 2020 年 70% 以上的县（市、区）设有精神障碍社区康复机构或通过政府购买服务等方式委托社会组织开展康复工作，这些都为康复医疗事业提供了巨大的发展空间。

2. 康复医疗费用支出及医保政策的制定 近年来，国家的康复医疗支出都在大幅度增长。主要原因有以下几个方面：随着经济的发展，居民收入的增加，人们开始注重生活质量的提高，保健意识与医疗消费意识大幅增强；康复理念被越来越多的人所接受，康复需求日益增加；人口增加及老龄化趋势加快，一定程度上加大了病人的基数；疾病谱的改变，慢病和重大疾病的发生率、致残率增加；康复医疗科技的快速发展及医疗服务的高度专业化；由于我国的医疗保险坚持的原则是低水平广覆盖，满足群众的基本医疗需求，因此，严格控制大型仪器设备的配置和使用、医疗费用分担机制、加强政府部门对医院的管理、医疗保险总额预付制等是目前控制医疗费用的主要措施。康复医学是新兴的学科，国家对康复医疗费用的保险制度也进行了积极的探索，逐步制定适合康复医疗的实施方案，既要保障群众的基本康复需求，又要控制费用不合理的增加。经济方面，国家在医疗领域投入了大量的经费支出，不断扩大康复医疗的保险基金覆盖范围，包括疾病种类、康复期限、入保人群、康复治疗项目等都得到了很大改善。2016 年人社部、卫生计生委、民政部、财政部、中国残联等部门联合印发《关于新增部分医疗康复项目纳入基本医疗保障支付范围的通知》，将"康复综合评定"等 20 项康复项目纳入医保支付范围，涉及肢体残疾、精神残疾、听力残疾、言语残疾等残疾人康复领域。这是继 2010 年之后，国家有关部门又一次明确增加基本医保支付的医疗康复项目。此次新增项目的适用范围广、受益人群多，对于整体提升我国基本医保医疗康复的保障水平具有非常积极的意义。政策方面，2008 年 4 月 24 日修订的《中华人民共和国残疾人保障法》明确了"国家保障残疾人享有康复服务的权利"；确定了康复工作"以康复机构为骨干、社区康复为基础、残疾人家庭为依托"的指导原则；要求"各级人民政府和有关部门应当组织和指导城乡社区服务网、医疗预防保健网、残疾人组织、残疾人家庭和其他社会力量，开展社区康复"；对于医学院校和其他有关院校应当有计划地开设康复课程，设置相关专业，培养各类康复专业人才。对社区的康复医疗事业提供了大力支持，鼓励就近就医，普及康复治疗，缓解大型医院医疗资源过度集中和"看病难"的问题。

3. 医疗服务体系的公平原则 一个医疗体系只有按照平等公正的原则去服务大众，才会被认为道德上是可接受的。一个完善的社团应该能够相互帮助，且有义务照顾患者。对于一个不能满足个人所有需求的社会来说应该有什么样的服务呢？从使用的原则上，应该强调为大多数人提供最好的服务。从公正的原则上则是要满足个人的愿望和权益的需求。当健康服务是按比例分配时，那么它的资源是有限的，我们应该避免在个体之间存在区别对待。对于具有同样健康状况的人使用相同的普遍原则，不鼓励针对个人采取特殊的医疗服务。我们强调提高生存质量而不只是单一地延长生命。人们应该能够普遍享受到基本的、主要的健康服务，但新增服务取决于其有效性和其应用的充分与否。

我们还无法明确定义什么是医疗的最恰当标准，虽然医疗服务的数量和质量都在提高，但很少有证据表明医疗效果得到了相应的提高。例如，美国一些"关于新生儿监护专家在医院的分配与新生儿死亡率相关性"的研究表明，医学专家数量的增加并没有提高新生儿的存活率，说明只有当医疗资源下降到一定水平才会出现疗效下降现象。因而一些健康服务策划者得出结论，医疗服务资源的不均等分配可在两方面有损患者的利益：一方面，一些患者不能得到足够医疗服务；另一方面，有些患者得到过度服务而浪费资源。

关于健康服务的一些特点描述如"质量""充分性""有效性"等，往往并不确切。康复专家需要证明他们的治疗能改善健康，提高实用性功能以及预防疾病或抑制其恶化。那些被证实有效的医疗服务往往是最容易得到持续资金投入的项目。

二、 保险及康复

1. 康复医疗的医保政策及其对医疗服务的影响 医疗保险（medical insurance）对于康复医疗费用的支付有明确规定。《中华人民共和国社会保险法》于 2010 年 10 月 28 日通过，并于 2011 年 7 月 1 日正式实施，实现了制度上的突破，从法律的角度确立了我国覆盖城乡全体居民的社保体系。到 2015 年，城镇职工和居民参加基本养老保险人数达到 3.57 亿人，城镇医保和新农合覆盖人数已超过 13.2 亿，努力实现基本养老和基本医疗保险覆盖城乡全体居民的目标。基本医疗保险是社会保险制度中最重要的险种之一，是为了补偿劳动者因疾病风险造成的经济损失而建立的一项社会保险制度，它与基本养老保险、工伤保险、失业保险、生育保险等共同构成了现代社会保险制度。随着脑血管病、退行性病、脑外伤等致残性疾病发病率的逐年增高，医保政策做出了相应的调整并给予大力的支持。2010 年 9 月，原卫生部、人力资源和社会保障部、民政部、财政部、中国残联五部门联合下发的《关于将部分医疗康复项目纳入基本医疗保障范围的通知》中指出，从 2011 年 1 月 1 日起，将以康复治疗为目的的 9 项医疗康复项目纳入基本医疗保障范围，城镇职工基本医疗保险、城镇居民基本医疗保险、新型农村合作医疗基金按规定比例给予支付。2016 年 3 月 9 日人力资源社会保障部、国家卫生计生委、民政部、财政部及中国残联联合下发了《关于新增部分医疗康复项目纳入基本医疗保障支付范围的通知》，该《通知》明确要求在维持各地原先医保基金支付的医疗康复项目不变的基础上，将康复综合评定等 20 个康复项目纳入医保基金支付范围发生的费用由医保基金按规定予以支付。尽管如此，医疗保险仅能支付部分康复治疗项目的费用，一部分患者仍需要自费或通过商业保险来支付。

医保制度对康复医疗所覆盖的病种、治疗过程、医院选择、治疗项目等有明确的规定，它希望以最合理的社会效益 - 支出比使患者获得必要的最佳治疗。这在一定程度上影响着医疗实施及患者、医保机构和医疗人员之间的关系，医疗人员尽量在医保制度的规定范围内实施治疗，这样可以降低平均住院日，提高住院周转率，限制昂贵费用的检验及不必要的治疗。但目前医保项目的更新尚不能与康复医疗的发展同步进行，不能满足日益增长的临床康复需求。

2. 医疗保险对康复专业人员的影响 随着社会的进步，人们综合素质的普遍提升，对于医疗专业人员的要求不仅仅满足于提供医疗服务，还需要对疾病的预后及风险进行评估。就疗效而言，不仅要在患者、家属、医疗人员和费用支付者的期望之间需要达成一致，同时在医疗人员和保险支付者之间还需就补充治疗项目的经费支出进行协商。医务人员不再是能主导患者治疗的唯一参与者，如何使用医保基金在一定程度上影响着部分患者和专业人员对治疗方案的选择、康复治疗的终止、疗效的评估以及医患关系等。目前很多地区根据《社会保险法》和《执业医师法》两个上位法相关规定，制定了符合实际需求的《医疗保险定点医疗机构医疗保险服务医师管理暂行办法》，明确各统筹地区医疗保险经办机构对定点医疗机构从事医疗保险服务医师的管理，规避医疗服务人员在医疗服务行为中的风险，直接保护了参保人员的医疗保险权益，为医保基金的安全运行提供了有力保障。

3. **严重残疾患者的康复医疗保险所面临的问题**　企业职工非因工致残，且经医生或医疗机构认定患有难以治疗的疾病时，当医疗期满，应当由劳动鉴定委员会参照工伤与职业病致残程度鉴定标准进行劳动能力鉴定。依据劳动部 2002 年 4 月 5 日发布的《职工非因工伤残或因病丧失劳动能力程度鉴定标准（试行）》书，被鉴定为一至四级的应当退出劳动岗位，解除劳动关系，并办理退休、退职手续，享受退休、退职待遇。2003 年 4 月 16 日国务院颁布的《工伤保险条例》，自 2004 年 1 月 1 日起执行，有效促进了我国工伤康复医疗工作的普及和发展。再加上，2010 年 12 月 8 日发布的《国务院关于修改 < 工伤保险条例 > 的决定》，自 2011 年 1 月 1 日起执行，进一步完善工伤人员的保险权益，制定适应国情的保险制度。但由于医疗保险在医疗资源中的局限性，使得一部分弱势群体患者的康复需求难以满足，面临的问题仍很多。比如医疗保险和严重残疾患者的康复治疗愿望如何达成一致，包括应用先进科技康复设备的高额费用未纳入医保范围；康复伦理问题如患者对病情个体化的治疗方案及预后的知情权，患者不同信息在康复团体中的沟通，家庭成员的角色及积极性；以及康复治疗时间的终止等。

三、　医疗法律诉讼的应对

在从事康复医学的诊疗过程中，任何执业医师都可能面对医疗法律诉讼的问题，而这恰恰是执业医师最不愿面对的事情。如何在面对法律诉讼时淡化诉讼的担忧、消除负面认识，则需要充分了解医疗法律制度及法律诉讼的流程。

执业医师需要了解的医疗法律诉讼流程包括独立医疗评估、法庭证词作证、专家证人材料审查、医疗事故诉讼以及与康复医生行业有关的各种法律事宜（如牵扯到医务人员、雇佣招人、与合伙人的关系、与医疗保险公司的合同等）。

1. **独立医疗评估**　独立评估的目的是为法庭提供证据，通常是由雇主公司的医生或工伤赔偿机构的代表，或代理工伤赔偿的保险公司，或保险公司案件管理的经理人，或代理本案纠纷的其中一方律师提出。独立评估的意见通常会帮助解决患者与雇主或保险公司间的纠纷。

2. **法庭证词作证**　出具证词作证时所说的每一句话，与出庭陈述具有同样的分量和责任。它是正式法律诉讼内容的一部分，是经宣誓后作出证言的一项诉讼活动，可替代执业医师不中断临床日程安排、免于出庭，但不能一概免除日后出庭作证。需要注意的是证词只证明医疗事实，而不做任何其他解释。而一旦必须出庭作证，作为提供证词的医师来说，目的就是精确陈述自己的意见，无需介入律师在法庭上的辩驳。

3. **专家审核**　专家被请去审核诉讼材料提供专家意见，这种情况通常发生在过度使用物理治疗的案件上，还可发生在医疗事故案件上。如果专家认为该物理治疗方法不适合患者的话，独立医疗评估报告就会被用来作为拒付以前治疗费用的依据。例如一起认为医生有行业违规行为的案件中，专家应对患者及其所受的侵害提供证明——最重要的审核标准就是医生对患者采取的治疗是否与标准吻合。即使最终专家的观点对诉讼方不利，也必须诚实面对律师；如果认为被诉讼的医师的确不符合治疗标准，也应如实陈述。

4. **医疗事故及其相关诉讼**　医疗事故案件大多集中在医师是否对患者尽其职责，或是否因行业违规行为对患者造成伤害。这些起诉使得医生这个职业听起来是那么令人厌恶。作为医生切勿把这一切不好的感受放在心上。医生一旦知晓将会发生的潜在被诉的医疗事故后，应立即联系所在工作单位的投保机构或是执业的保险人，寻求安排辩护和和解的可能。

为减少医疗事故和相关问题所遭受的投诉，医生应清楚了解以下相关事宜：

（1）明确对患者的各种责任；

（2）明确管理型治疗和付费人（如保险公司）强加的限制性因素；

（3）妥善保存治疗医嘱和治疗方案；

（4）尽可能限制所涉合同责任，如在管理治疗合同中应澄清医师执行行政决定时可免责；

（5）尽量确保能够对抗被投诉、协调好雇主、机构或其他组织所提供的保险覆盖范围内的保险额；

（6）尽量从别人处获取保护，如合同他方应对诉讼结果承担责任，并予以赔偿；

（7）尽量在必要或适当时争取患者的书面同意。

5. 执业医疗组织的事项　医疗服务是受到严格规范制度监管的行业。医师在被医院应聘成为医务人员时，应认真阅读员工条例，明确自身的权利及义务。医疗服务产业里贯彻执行医疗计划，确保其运作与法律和道德义务相一致已经成为一种习惯，医生应该在医疗服务中充分清楚其职责，从而避免出现法律纠纷。

第四节　康复专业职责

康复专业职责是为履行一定的康复专业职能和完成工作使命，所负责的医疗范围和承担的工作任务。当今康复专业职责是带有多样性和重要性的，它不仅仅是一门实践医学，利用专业技术去完成治疗专业所承担的临床针对各种功能障碍的医疗任务。由于它是年轻的、发展中的新兴医疗体系，它的专业职责主要还包括掌握科学研究技能、方法和手段使康复医学科学技术不断延伸、不断成熟和不断地用科学研究去证明；康复治疗师的培养是建立在素质培养和医学培养基础上的，它是具有独立性，又离不开文明和医学的土壤，更由于工作对象的特殊性，社会的公益性，具有爱心、团队协作和奉献精神，这些亦是康复治疗师必备的精神内涵。

一、科学研究

1. 康复治疗方法有效性研究的重要性　康复治疗既要改善患者的生活质量，又要提高其功能性技巧。科学有效的康复治疗能够减轻残疾对患者及其家庭造成的各种负担。但还有一些康复疗法是基于经验（empirical），而不是科学证据（scientific evidence）。前瞻性（prospective）的对照流行病学研究还非常缺乏，即使是大样本的回顾性（retrospective）研究也不多见。近年针对康复治疗效果的研究方法逐渐得到发展，专业人员必须认识和强调对治疗方法有效性进行深入研究的必要性。科学的研究方案、实验的可重复性（repeatability）、使用双盲对照（double-blind controlled）的"金标准"（gold standard），是确保用真实的理论知识指导临床实践的必要条件。

2. 影响临床康复实践研究的经济因素　对照性临床试验（controlled clinical trial）和疗效相关性研究（outcome-related research）是验证康复治疗有效性的强有力依据。在资源紧张、资金筹集竞争激烈的社会环境下，事实性证据（factual evidence）有助于获得更多的政府和公众资助（public funding）。然而，三种因素影响着社会对康复研究的支持：对残疾人的自我满足程度和对社会经济生产力的影响理解不够；科研经费管理者质疑康复研究是为了减少付出而不是治疗残疾的真正原因；有人认为科学研究将生产出过于复杂和昂贵的科技产品。也许我们可以通过让人们认识到成熟的研究成果以及现在康复治疗的经济效益来增加对康复科研的经费投入。

二、 专业人员职责

近些年，康复医学有了很大的发展，康复专业越来越细化，不同的专业职责特点不一。康复专业人员有责任坚守行业准则和维护职业操守。在不同临床领域，每个专业特有的道德准则决定了该专业人员的行为标准。值得思考的是医疗行为、医疗服务和经济效益之间的关系；医疗机构与公司（制药公司、辅助设施和医疗设备公司）的商业利益关系等对行业道德的影响。有些专业人员会有意或无意地受到公司行为的影响，利用商业手段干预他们的意见。以商业利益为目的的研究对学术研究会产生偏颇性。我们必须强调遵守职业道德、行为准则维护患者权益和学术精神与商业利益区分。

不同专业局限性会导致观念差异，专业人员要不断提高自身专业素养和自我保护意识，有能力沟通、解决来自其他专业或外界的不同意见。康复治疗师要有极强的集体观念、团队意识，既要勇于坚持真理又要体现集体主义精神。康复治疗学与临床医学工作方式区别在于团队模式工作，评定会议、团队会议等都体现出整体工作在康复治疗的重要性，现代医学中已形成规范化的医疗模式如脑卒中单元、临床路径（clinical pathways，CP）等临床优越性已得到验证。

公平原则（principles of justice）要求医疗人员服务于所有病人，面对严重感染的患者，康复专业人员受感染风险较小，同样有责任来承担相应义务；对濒临死亡的病人，康复治疗倾向于如何提高生命质量、解除疼痛或临终关怀；但对即使身患绝症仍可多年存活的病人，康复治疗及护理则有着重要临床意义。

三、 在康复预防方面的工作

脑卒中、糖尿病等高发病率疾病的预防工作处于严峻关头，控制和降低发病率刻不容缓，康复临床工作中要同等重视预防宣教和预防工作实施，比如怎样预防脑卒中的再发作以及做好定期展开的筛查工作。可以避免的外伤事故及不科学的生活方式所导致的病残，是社会与医务工作者面临的责任和义务。交通事故等生活中意外伤害或重大自然灾难伤害的正确预防、急救可以避免对伤者的"二次伤害"，降低致残的发生率。医疗工作人员严肃正视预防工作意义，有义务提出建议来影响公共政策的制定。

四、 康复专业人员培训及资质认证

我国的康复医学教育起步较晚，目前的康复医学教育还不够完善，大部分院校以培养物理治疗师为主，针对作业治疗师、假肢矫形师、言语治疗师的培养机构偏少，而儿童康复治疗师、运动医学治疗师、文娱治疗师等多是在进入临床后根据自己的兴趣或工作的需要逐步转型的。因此，康复医学的继续教育就显得尤为重要。过去30年针对神经系统、骨关节系统以及儿童疾病等一些经典的国家级继续教育项目，持续地为康复专业人员提供支持和帮助，近些年一些新的继续教育项目如与心肺康复，女性盆底康复等新的技术等同样不断促进康复医学的发展。

随着康复医学地位的提升以及国家政策的支持，越来越多富有经验的相关专业临床医生转入康复医学行业，转岗培训是其主要方式；同行组织、专家也积极资助或参加康复专业人员的培训培养工作；在经过资质评估的医院设立临床、工伤、社区康复和残疾人协会康复人才培训基地也将成为一条重要渠道。近年国家卫健委与时俱进地在全国范围内主持开展了多种形式专业人员培训，包括地震灾区康复人员技术培训、全国康复管理人员的人员培训、开展康复医学专业专科医师准入试点工作以及开展全国范围的康复治疗人员培训（原计划 2012 年至 2015 年共培训康复治疗师 2 万人，每期培训时间为 60 天）。

资质认证（certification process）是我国康复治疗师工作急需解决的问题，目前还没有统一标准的、公认的、符合国情的认证。康复专家们一直努力争取并呼吁关于资质认证和培训工作，康复专业人士逐步重视伦理学在行业中的重要性和资格认证。

五、 未来治疗师的要求

康复治疗师属医学相关领域专业技术人才，不属于医师范畴，也不同于技师系列。未来要从学历程度、人文素养、理论知识、专业技能、相关能力等几个方面提高要求。治疗师要成为高素质的人，既要有熟练的专业技术，更要有良好的人文素养和高尚情操，要时刻准备一颗"人文心"，一副"科学脑"；对本专业的性质、作用和价值有较明确及深刻的认识，愿意以专业知识、技能及毕生精力为病人服务；遵守行业的道德行为规范，养成为人、为事、为学的态度；刻苦钻研，以"做学问"为己任；对工作严肃负责，精益求精，尊师敬业，团队协作；行医是一种使命，要以病人为中心，由病人开始，自病人引申，于病人结束，面对残疾人有"大爱"之心；具有较强的法纪意识，遵守有关医疗及康复治疗有关制度和法规。

第五节 宣传和教育

一、 康复专业人员和政府各部门在宣教工作中的作用

康复宣传教育是康复工作的重要组成部分。在完善社会化康复工作体系、满足残疾人日益增长的康复需求、保障残疾人康复权利的同时，我们康复专业人员有义务让公众了解残疾的发生、发展和转归以及如何预防残疾（disability prevention），如何引导患者本人、家庭和社会对待残疾的态度，如何面对其所造成的功能适应能力的减退及社会参与和角色的转换。社会各阶层和政府各部门在宣教过程中都起着不同的作用，只有大家协力合作，都来关心和具体实施这一工作，才能提高全社会对残疾人的关注和推进康复事业的发展。

1. **康复专业人员在宣教工作中的作用** 康复专业人员应以教育住院患者主动参与康复训练为原则，一方面鼓励患者日常生活活动自理，一方面告知家属不要过度照顾。不同残疾人群及家属应采取不同方式宣教，开展形式多样的宣教，可促使患者自觉建立健康行为模式、达到事半功倍的效果。对

即将出院的患者提供有关疾病的康复知识，做好二级预防，达到提高患者自我保健、自我康复意识、预防并发症的目的，并指导有规律生活，保持情绪稳定，避免不良情绪的刺激，以良好的心态去面对未来的生活。

2. 政府各部门在宣教工作中的作用　卫生部门要逐步规范康复专业人员的准入制度，制定完善医疗康复工作规范；发挥社区卫生服务功能和初级卫生保健网的作用，将残疾人康复工作纳入卫生部门目标考核内容。逐步扩大高等院校康复医学教育规模，加强教学能力建设，从根本上平衡康复医学教育与康复人才使用的供求关系；鼓励有条件的二级综合医院整体转型为康复医院或做大做强康复科，社区卫生服务机构提供基本康复服务，按人口划定服务圈，共享资源，从而建立不同层级间转诊并明确转诊的医疗标准、条件和程序，有利于资源合理配置。民政部门要将残疾人康复工作纳入社区建设之中，利用社会福利资源为残疾人提供就近便捷的康复服务；指导精神残疾者社区康复机构的建设和管理工作；加大重残无业人员的康复力度。财政部门要根据政府职责和残疾人康复工作需要，提供必要的经费保障，并依据残疾持续时间分类保障，调整医疗保障支付比例，并调控康复医疗服务的供给和利用，各层级才能建立良好的合作关系，解决实际问题。教育部门要根据残疾人康复事业的发展和市场的需要，培养高层次的康复专业人才；利用现有的普特融合的办学体系，对在特殊教育学校、特教班和普通学校随班就读的残疾学生进行教育康复；积极创造条件，对九年义务教育阶段有教育康复需求的重度残障儿童进行送教上门，并将送教上门的学生纳入当地教育机构的常规管理，保障残障儿童、少年接受教育的权利；加强特教师资队伍建设，打造一支专业化的教师队伍。残联组织要协助政府部门制订和实施康复工作规划，和有关部门共同制订康复工作标准，建立市、区县两级康复服务机构，开展康复需求调查，参与康复工作检查和评估，引进社会资源，指导康复服务机构发展，提高残疾人康复意识。有关部门负责研究制定引导社会资源进入残疾人康复工作领域的政策，鼓励社会各界力量兴办各类残疾人康复机构，提供多层次、多优化服务，满足不同需求；残联组织负责协助有关部门制订残疾人康复工作的相关政策，推进残疾人康复事业的发展。

二、搞好残疾预防及提高人口素质

搞好预防避免残疾的发生是降低残疾的最重要的方法。世界卫生组织指出：利用现有的技术可以使至少 50% 的残疾得以控制或使其延迟发生。残疾预防应在国家、地方、社区、家庭不同层次进行，应在胎儿、儿童、青年、成年、老年不同时期实施，需要卫生、民政、教育、司法、残联多部门共同努力。各有关部门要相互协调，密切配合，建立信息准确、方法科学、管理完善、监控有效的预防工作机制。普及残疾预防知识和预防措施，使广大市民增强残疾预防意识，减少残疾发生，提高人口素质。建立新生儿筛查机制，健全出生缺陷监测体系，落实残疾儿童首诊报告制度，完善残疾儿童早期诊断、早期干预体系。重点搞好学龄前残疾儿童的康复训练和服务，提高残疾儿童的康复率。建立 18 岁以下残障儿童青少年康复工作信息库，为制定干预措施和决策提供依据，逐步形成适应各类残障儿童少年康复需求的服务体系。2017 年 1 月 11 日，国务院第 161 次常务会议讨论通过了《残疾预防和残疾人康复条例》，包含六章，共 36 条，自 2017 年 7 月 1 日起施行，该条例的实施标志着我国残疾预防和残疾人康复事业迈入依法推进的新的历史时期。

三、利用公共媒体普及全社会对康复的认识

各级政府及有关部门要高度重视残疾人康复宣传工作，各相关单位要将残疾人康复宣传工作纳入

年度计划，特别是广播、电视、报纸、杂志等媒介要积极提供公益性宣传服务。要结合"国际残疾人日"、"全国助残日"、"爱耳日"、"爱眼日"、"世界精神卫生日"等宣传日活动，普及康复知识，宣传残疾预防常识，提高全社会对残疾人康复的认知度和知晓率。残联、卫生、民政、教育等信息网站要设立康复服务网页，介绍残疾预防、康复等知识和信息，提供网上康复指导、康复用品用具介绍等服务。发放普及读物、宣传画册、教育光盘、知识读本等，传授各种残疾防治、康复知识和方法，提高防治和康复效果。开展宣传和咨询服务，对残疾人及其家属、社会工作者进行培训，传授康复方法，提高残疾人自我康复意识。积极开展残疾预防工作，建立健全出生缺陷干预体系，避免常见、重大出生缺陷和先天残疾的发生；预防缺碘、氟中毒等环境因素致残；降低药物致残发生率；减少疾病致残；加强安全生产、劳动保护和交通安全工作，减少事故致残的发生。一旦发生残疾或处于高危时期如高危新生儿、骨关节术后等，倡导早期干预和早期康复训练，控制残疾程度的加重。

（吴庆文　韦　玲　罗盛飞　张立新　田　洋）

第八章
康复心理学

第一节　康复心理学定义及基本内容

一、康复心理学定义

康复心理学（rehabilitation psychology）是将医学心理学知识与技术运用于康复医学的评定与治疗中，是针对残疾人与一些心身疾病患者，研究和应用心理学知识和技能以帮助其最大限度获得健康、福利、机遇、功能和能力、社会角色参与的心理学分支。通过心理干预，使其克服消极心理因素，发挥心理活动中的积极因素，唤起他们的乐观积极情绪，调动起主观能动性，发挥机体的代偿能力，使其丧失的功能获得恢复或改善、心理创伤获得愈合、社会再适应获得恢复、最大限度地提高其生活质量。

二、康复心理学发展简史

（一）国外康复心理学的发展

康复心理学是在康复医学和心理学相互交叉、相互渗透的基础上发展起来的一门新兴学科。康复心理学起源于美国，几乎与康复医学同时出现，并随着康复医学的发展而发展。第二次世界大战以后，上万的士兵不仅经受身体的摧残，也产生了一系列心理社会问题。美国政府采取了一系列措施，成立了各种各样的康复机构，使康复医学得到迅猛发展。康复的目标也由只重视器官、肢体等生物功能方面向完整的人（心身并重）的整体功能的康复转变。20世纪50年代初期，随着康复中心的增加，康复心理学得到公认和发展。同时产生了康复心理学的组织，美国心理学会成立了"残疾的心理因素全国理事会"。在此基础上，1956年美国心理学会成立了第22分会"康复心理分会"。此后，至今经过近60年的发展，康复医学从一个跨科性的学科变为一个学科群，康复心理学已成为康复医学学科群中一个重要学科。

（二）我国康复心理学的发展

中华人民共和国成立初期，我国心理学专家尝试运用心理学原理对精神科患者进行诊疗实践，使我国的康复心理治疗迈出了第一步。近年来，随着国际、国内的学术交流增加，西方发达国家的心理治疗理论和技术受到国内学者的青睐。由于心理咨询和心理治疗领域和内容等不断多样化，康复心理测验、治疗和咨询得到不断地发展，特别是1994年中国康复医学会成立康复心理学专业委员会，推动了我国的康复心理工作的进一步发展。2008年四川汶川大地震发生后，从政府、机构和志愿组织的各个层面对受灾人群开展了大量的心理救援和心理康复，这对我国康复心理学的需求、研究、人才培养等方面起到了积极的推动作用。

三、康复心理学的服务对象及内容

康复心理学的研究对象主要包括各类残疾人、老年病患者以及有各种功能障碍以致影响正常生活、学习、工作的慢性疾病患者。残疾人即因各种原因导致视力、听力、言语、智力和精神等方面功能丧失或者不正常，从而影响其正常生活、学习和工作能力。老年病患者数量随着老龄化问题的不断严重而迅速增加，老年人及老年病患者的心理康复已成为重要的课题，根据老年人的生理心理特点的需要对老年病患者进行心理康复具有特殊意义。现代医学的发展使许多严重的急性病患者经抢救得以生存，成为残留肢体或各系统功能障碍等不同后遗症的慢性疾病患者。各类慢性病患者如心身疾病、重大应激等均导致患者生理心理功能失常，他们都是康复心理学研究和服务的对象。此外，对于一些社会心理和生理具有特殊性的特定人群如儿童残疾者、老年残疾者、女性残疾者，也需要重点关注。

康复心理学主要研究康复过程中患者心理问题的表现及其特点、机体的生理反应及行为方式等心理反应与康复的关系、心理问题对患者及照料者的影响、各种应激源（社会、生活、学习、工作、文化等社会心理因素）对机体的刺激作用及其与康复的关系、康复过程中的心理学评估、康复心理治疗的原理和方法以及研究康复治疗方法对心理活动的影响等。其宗旨是解决康复对象的心理障碍及行为问题，帮助其接受现实，适应目前的身体状况，逐步回归家庭和社会。

第二节 康复心理评估方法

在患者康复的整个过程中，康复心理评估是不可缺少的部分，它不仅能对制定心理康复计划和康复功能训练计划提供科学的依据，还可对心理康复的效果予以客观的评估。

一、康复心理评估的概念

在康复治疗过程中，依据心理学的理论和方法对康复患者的心理活动水平进行评估，测试和评估康复患者的心理活动情况和心理特征，称为康复心理评估，亦称康复心理测验。

二、康复心理评估的目的

康复心理评估可应用于康复的各个时期，在每个时期有着不同的目的和作用。

1. **康复初期** 了解康复者是否存在心理障碍（心理、行为或智力异常），若存在心理问题，则评定其异常的范围、性质和程度，以评估实施康复的可能性，判断其掌握康复训练和个人适应的潜能，以便正确地制订康复治疗目标，为制订心理康复计划提供依据。

2. **康复中期** 了解在康复治疗过程中的心理活动、心理状态和人格特征上的反应，判断康复的效果及预后，为修改康复计划提供依据，争取良好的康复效果。

3. **康复终期**　判断康复治疗的效果，为康复者全面康复及回归社会提出建议。

三、 康复心理评估的方法

（一）观察法

观察法（observation method）是评估者通过感官或借助一定的科学仪器，在一定时间内，有目的、有计划地记录和描述被评估者的行为表现，进而对其进行心理评估的一种方法。观察法可通过观察直接获得资料，不需要其他中间环节，观察的资料比较真实，但观察结果也会受到观察者主观意识的影响。

根据观察的场景不同可将观察法分为自然情境中的观察和特定情境中的观察两类。

1. **自然情境中的观察**　自然情境指的是被观察者生活、学习或工作未被干扰下的原本状态。被评估者或其周围的人所提供的情况很可能与实际情况不一致，此时，需要评估者在实际情境中对其进行观察，进而进行判断，因此，在自然情境下对被评估者进行观察有时是非常必要的。评估者直接到被评估人的自然生活情境中去观察，面临着许多困难和麻烦，同时也一定程度上失去了自然真实性。因此多采用监视器等机器在被评估者不知情的情况下对其进行观察，但这面临着道德和法规的约束，有时是不被允许的。

2. **特定情境中的观察**　特定情境下的观察一般是指心理评估者根据评估目的事先设计模拟一种场景，在这样一个可以控制并接近自然的情境下观察并记录被观察者的行为反应。所设计的情境越接近自然，被观察者的行为就越接近真实。由于情境的可控制性，评估效率更高，因此该方法也更为常用，如对儿童、入院的精神障碍者、需要司法鉴定的犯罪嫌疑人等一些特定人群的行为观察。

（二）访谈法

访谈法（interview method），又称晤谈法，会谈法等，是指通过评估者和被评估者面对面地交谈来了解被评估者的心理和行为的一种心理评估方法，是心理评估中最常用的一种基本方法。在访谈这样一个互动的过程中，评估者起着话题的主导和决定的作用。因此，评估者掌握和正确使用会谈技巧是十分重要的，评估者要耐心地倾听被评估者的表述，抓住问题的细节，同时搜集被评估者的情绪状态、行为举止、思维表达、逻辑性等方面的信息，对其进行综合分析和判断，为评估提供依据。访谈法具有不同的形式，根据访谈进程的标准化程度，可将其分为结构型访谈和非结构型访谈。

1. **结构型访谈**　结构型访谈是指访谈按定向的标准程序进行，该程序是根据评估目的预先设定的，谈话内容有所限定，效率相对较高，通常采用问卷或调查表。结构型访谈的优点是节省时间、效率高，缺点是会使被评估者感到拘谨，不自然。

2. **非结构型访谈**　非结构型访谈是指没有定向标准化程序的自由交谈。在非结构型访谈中，被评估者一般有更多的机会表述自己的想法，但其不足之处在于谈话内容可能较为松散，评估效率较低。

（三）调查法

调查法（survey method）是有目的、有计划、有系统地搜集有关研究对象的现实状况和历史状况的材料，借以发现问题、探索心理规律的一种心理评估方法。调查法是一种间接、迂回的方式，当有些信息不能从被评估者那里获得或从被评估者那里获得的信息可信度不够时，就要从相关的人或材料那里得到。可通过询问或问卷的方式进行调查。调查法有着间接灵活、途径多样、系统严密和实施方便等优点，但其不足之处在于材料的真实性容易受被调查者主观因素的影响。

调查法根据调查的取向不同可分为历史调查和现状调查两类。

1. **历史调查**　主要是了解被评估者过去的一些情况，如各种经历、表现、所获得的成绩或惩处、以往的个性、人际关系等。调查的方式一般侧重于档案、书信、日记、各种证书、履历表以及与被评估者有关的人和事等。

2. **现状调查**　主要围绕被评估者与当前问题有关的内容进行，如在现实生活中的表现如何，适应能力水平的高低等，以与被评估者关系密切的人（如同学、同事、父母、亲友、老师、领导、兄弟姐妹等）为重点调查对象。

（四）心理测验法

心理测验是一种定量的心理评估方法，是一种依据心理学原理和技术，以客观的、标准化的程序对人的心理现象或行为进行数量化的测量和确定的技术。心理测验主要采用量表的形式进行，量表是由一些经过精心选择的问题或操作任务组成，这些问题或操作任务一般能比较可靠地反映人的某些心理特点。测验时让受试者对测验内容作出回答或反应，然后根据一定标准计算得分，从而得出结论。

在心理评估中，心理测验占有十分重要的地位，主要有以下几个特点：

1. **间接性**　由于心理现象的复杂性，无法通过对大脑的直接观察而了解，只能从个体的行为表现间接地推论。心理测验也只能从观察个体对量表项目的反应及其结果来推测其心理表现，是一种间接性测量。

2. **相对性**　心理量表的分数等级只代表相对的等级，不能作为刻度相等的测量单位。许多心理现象均为正态分布或近似正态分布，心理测验结果一般是与用平均水平作为的参考点比较得来的，其意义只是相对的，不是绝对的。

3. **客观性**　心理测验可对心理现象的某些特定方面进行系统评定，并且测验一般采用标准化、数量化的原则，所得到的结果可以参照常模进行比较，一定程度上避免了一些主观因素的影响，使结果评定更为客观。

心理测验的数量繁多，种类不一，根据其目的和功能可以分为以下几类：

1. **能力测验**　以检测智力或一些特殊能力为目的，包括智力测验和特殊能力测验等。智力测验主要应用于儿童智力发育的鉴定以及作为脑器质性损害及退行性病变的参考指标，此外也可作为特殊教育或职业选择时的咨询参考。能力测验常用的工具有比奈 - 西蒙智力量表，韦克斯勒成人和儿童智力量表，丹佛发育筛选测验（DDST）、绘画、音乐等能力测验。

2. **人格测验**　以检测人格为目的，多用于某些心理障碍患者的诊断和病情预后的参考，也可用于科研或心理咨询时对人格的评价等。常用的量表有明尼苏达多项人格调查表（MMPI）、罗夏墨迹测验、主题统觉测验（TAT）、尼曼内外向人格测验、卡特尔16种人格因素测验以及艾森克人格问卷（EPQ）等。

3. **神经心理学测验**　以辅助诊断脑器质性损害和研究脑与行为的关系为目的，主要包括一些个别能力测验，如感知运动测验、记忆测验、联想思维测验等，还有一些成套测验，主要 H-R 神经心理学测验为代表。

4. **诊断测验**　以临床辅助诊断为目的，常用的工具有纽卡斯尔抑郁诊断量表及各种人格诊断测验等。

5. 评定量表　其目的是评定有关心身及精神症状，如抑郁量表、焦虑量表、生活事件量表、认知功能量表、生活质量综合评定量表、心身健康调查表及 90 项症状自评量表等，这些量表对临床工作以及科研等具有特殊的意义和应用价值。

四、 康复心理评估的一般过程

心理评估的目的不同，其一般程序也有所区别。但无非是根据评估的目的收集资料，对资料和信息进行加工处理，最后作出判断这样一个过程。以临床心理评估为例，它与医学诊断的过程十分相似，包括以下内容：

1. 确定评估目的　首先要确定被评估者的首要问题是什么，进而确定评估目的。如要了解学习困难的原因就需要鉴别学生的智力水平或人格特征；在临床行心理咨询时首先也要对来访者作出有无心理障碍的判定。

2. 明确评估问题与方法　详细了解被评估者当前的心理问题，问题的起因及发展，可能的影响因素，被评估者早年的生活经历、家庭背景以及当前的适应、人际关系等。在这一过程中，主要应用心理评估的调查法、观察法和会谈法。

3. 了解特殊问题　对一些特殊问题、重点问题的深入了解和评估。在该过程中，除进一步应用上述方法外，还主要借助于心理测验的方法，有时还用"作品"分析法。

4. 结果描述与报告　对前面所收集资料进行综合分析和处理。写出评估报告、作出结论，并对被评估者及相关人员进行解释，以确定处理问题的下一步目标。

第三节　康复心理治疗的常用方法

心理治疗是应用心理学的原理与方式方法，对患者的心理、情绪、认知、行为、人际交流存在的障碍，采用言语和非言语方式的各种治疗方法和技术进行治疗。在这一过程中，治疗者运用心理学的方法，促使患者的心理、情绪、认知、行为、人际交流以及躯体功能发生积极变化，从而达到缓解和消除康复对象焦虑、恐惧、抑郁等症状表征，改变在康复训练中的抵触情绪和非适应性行为，促进康复对象的全面康复。心理治疗的形式有个别心理治疗、集体心理治疗，认知改变、行为改变的治疗，直接治疗、非直接治疗，短程治疗、长程治疗等。

一、 支持性心理治疗

支持性心理治疗（supportive psychotherapy）是通过治疗者对患者的指导、劝解、鼓励、安慰和疏导的方法来支持和协助患者处理问题，使其接受并适应所面对的现实环境，度过心理危机。当残疾发生后，患者易处于焦虑、愤怒、恐惧、郁闷和悲观的情绪之中，治疗师所给予的保证，对改善患者的情绪和促进康复是十分有益的。

治疗师应倾听患者的叙述，协助患者分析发病及症状迁延的主客观因素，把患者康复的结局实事求是地告诉患者，并告诉患者从哪些方面努力才能达到其期望值。要调动患者的主观能动性，鼓励患者通过自己的努力改善功能。但支持性心理治疗有时会使患者对治疗者产生依赖，这将影响患者的康复。

二、 行为疗法

行为疗法（behavior therapy）是以学习理论为基础的一类心理治疗方法，即在治疗的前提下，应用学习原则来克服精神和心理障碍。行为疗法特别强调目前存在的心理问题及其社会人际因素，不太注意过去因素对疾病的影响。其理论基础有行为主义理论中的学习学说、巴甫洛夫的经典条件反射学说及斯金纳的操作条件反射学说。

1. **行为主义理论的学习学说** 该理论认为人的心理病态和各种躯体症状都是在以往的生活经历中，通过"学习"过程而固定下来的，同样可以通过"学习"来消除或纠正。

2. **经典条件反射学说** 巴甫洛夫提出的经典条件反射理论认为，条件反射是后天习得的，是条件刺激与非条件刺激先后多次结合后产生的，受非条件刺激增强，如果较长时间不给予增强，条件反射将会消退。此学说是理解人的情绪、动机等有关学习原则及某些行为治疗的基础，但并不能解释复杂的行为模式。

3. **操作条件反射学说** 斯金纳提出的操作条件反射理论强调个体从操作活动中自己获得奖罚。根据此学说采用奖励 - 强化法和处罚 - 消除法，可广泛用以纠正残疾儿童的不良行为，矫正脑损伤及其他残疾人的不适应行为。

行为问题尤其是脑创伤或其他脑部疾病后的行为问题是相当常见的，常用的行为治疗主要有行为塑造法、代币制疗法、系统脱敏法和厌恶疗法等。

1. **行为塑造法** 行为塑造法是根据操作条件反射理论设计出来的，目的在于通过强化（即奖励）而造成某种期望出现的良好行为的一项行为治疗技术。一般采用逐级进步的作业，在完成作业时给予奖励来强化该行为。例如，对具有穿衣障碍的患者，最初在患者去触摸衣服或将衣服放置在床上适当的位置时给予奖励，这样逐渐经过一段时间，对患者的每一点进步都予以肯定。最后在患者穿上上衣的整个动作全部完成后再给予奖励，这样不断强化患者的穿衣动作。

2. **代币制疗法** 代币制疗法通过某种奖励系统在患者做出预期的良好行为时给予代币奖励，做出不良行为时可扣除代币，从而达到强化良好行为抑制不良行为的目的。代币作为阳性强化物，可以用不同的形式表示，如记分卡、筹码和证券等，具有"钱币"的功能，即患者可利用代币去换取奖励物品或参加自己感兴趣的活动。在康复中心可以采用代币法，代币作为奖励物，并可以用来换取额外的食物、饮料、参加集体活动的机会。

3. **系统脱敏法** 系统脱敏法是由沃尔帕创立的采用深度肌肉放松技术拮抗条件性焦虑的方法。实施该疗法时，首先了解引起患者异常行为表现（如焦虑、恐惧）的刺激情境；把所有的焦虑反应按照由弱到强的次序排列，制定导致焦虑的境遇等级表；然后教会患者一种与焦虑、恐惧相抗衡的反应方式，即松弛反应；使患者感到轻松而解除焦虑，逐步地使松弛反应由弱到强去抑制那些焦虑反应，该过程称作交互抑制；最后把最强烈的焦虑反应也予以消除（即脱敏）。系统脱敏法常用于治疗恐怖症、强迫性神经症和某些适应不良性行为。

4. **厌恶疗法** 厌恶疗法是将患者的不良行为与某种使人厌恶的或惩罚性的刺激（如令人不愉快的味道、气味、电休克等）结合起来，通过厌恶性条件作用达到抑制不良行为出现的目的。厌恶疗法可用于戒除吸烟、吸毒、酗酒、各种性行为异常和某些适应不良性行为。但该疗法在道德、伦理方面会受到一定谴责。

三、 认知疗法

认知疗法（cognitive therapy）是根据认知过程影响情感和行为的理论假设，通过挖掘，发现错误的认知，加以分析、批判，代之以合理的、现实的认知，从而使患者的情感和行为得到相应改变的一类心理治疗方法。错误的认知指歪曲的、不合理的、消极的信念或思想。

对康复患者，要让其接受功能障碍存在的事实，带入积极的情绪，用"既来之则安之"的态度去对待。要让患者认识到可以通过锻炼获得功能的代偿并激发身体的潜在功能且能使身体功能处于一种新的动态平衡，激发其奋发向上的斗志，发挥患者的主观能动性，从而使其更好地执行各种康复措施，争取完成各项功能的最佳康复。

四、 家庭治疗

家庭治疗（family therapy）是指将家庭作为一个整体进行心理治疗，治疗师通过与家庭成员有规律地接触与交谈，促使家庭发生变化，并通过家庭成员影响患者，使之症状减轻或消除。我国由于传统文化的影响及客观条件的限制，常以家庭作为治疗和康复的主要环境，与国外相比，家庭成员对患者所承担的责任和所起作用要大得多，家庭治疗所能作出的贡献也更大。

五、 生物反馈疗法

生物反馈疗法（biofeedback therapy）是利用现代生理科学仪器，将反映患者生理状态的生理信息，如皮肤电阻、肌电、皮肤温度、血压、脉搏等，转化为声、光等反馈信号呈现给患者，让患者根据这些反馈信号来学习调节自己体内自主神经支配的内脏及其他躯体功能，达到康复治疗的目的。

机体的内脏活动和某些躯体活动是受自主神经系统支配的，不受意识的随意控制，如心血管活动、血糖、皮肤温度等。生物反馈训练就是运用操作条件反射的原理，在仪器的帮助下，训练个体用意识来控制这些不随意活动。训练患者学习利用反馈信息调整自身的心理、生理活动，使疾病得到治疗和康复。生物反馈治疗仪可以采集、处理和放大不受患者意识支配的生理信息（如内脏活动和各种电生理活动），输出可为患者感知的视听信号，使患者了解自身的生理活动变化，并逐渐学会有意识地在一定程度上调整和控制。

生物反馈治疗常用的治疗仪器有肌电、皮温、皮电、脑电、脉搏及血压等生物反馈仪。生物反馈训练常用于治疗焦虑症、恐怖症、高血压病、心律不齐、支气管哮喘、紧张性头痛、糖尿病、书写痉挛、瘫痪（周围神经及中枢神经损伤）、癫痫、消化性溃疡和慢性精神分裂症等。

六、 创意治疗

1. **音乐治疗**　美国音乐治疗协会（American Music Therapy Association）定义音乐治疗为具有临床及研究支持的治疗法，由有经验的音乐治疗师通过音乐活动指导有需要的人士达到治疗目标。音乐治疗是一种通过音乐在治疗中改善功能、情绪、认知和社交需要的专业治疗。音乐治疗师在评估患者的优势和需要后，根据治疗目标运用音乐干预，如音乐创作、歌唱、聆听等来帮助患者改善功能、强化生活技能。另外，音乐治疗对一些感到难于用言语来表达情绪的人来说是一个有效的工具。研究表明音乐治疗可以有效地促进躯体康复、提升个体参与治疗的动机、为患者及其家庭提供情绪支持和表达的渠道。音乐治疗师的工作对象包括部分精神障碍、有发展和学习障碍的儿童、青少年、成年人、老年人等，老年痴呆、物质滥用、脑部受伤、躯体残疾、长期疾病患者等也是音乐治疗师的工作对象。

2. **艺术治疗**　美国艺术治疗协会（American Art Therapy Association）将艺术治疗定义为艺术治疗师使用治疗性的艺术创作来帮助患有疾病、经历创伤、面对生活挑战或者寻求个人成长的个体。在艺术创作的过程中，可以提升个人的自我意识、认知能力，同时享受从艺术创造中得到的愉悦感。

3. **舞蹈治疗**　美国舞蹈治疗协会（American Dance Therapy Association）指出舞蹈／动作治疗关注于治疗关系中的动作行为上，包括表达性、沟通性和适应性行为。躯体动作是舞蹈的核心成分，也是舞蹈治疗的评估和干预工具。舞蹈治疗能够帮助个体改善其发育、躯体、社交、功能和心理发展问题，适用对象广泛，包括精神疾病和躯体疾病患者，也适用于老年人、学生、犯人等，没有年龄或者种族的局限。

（郭　琪）

第九章
康复医学中的科学研究

第一节　概述

　　科学是一种知识体系，它是在实践和研究中不断总结、积累、丰富、修订过程中逐渐建立起来的。科学研究是一种探究未知领域的实践活动，它通过严谨的设计揭示以偶然表象表现出来的各种错综复杂的现象内部隐藏着的科学必然联系或规律，同时探讨运用这些规律的各种可能途径。康复医学是以研究各种功能评价方法和康复治疗手段促进功能恢复、防治残疾的医学，是临床医学的重要组成部分。因此，康复医学中科学研究属于临床医学科学研究范畴。临床医学科学研究是临床医务工作者（包括医师、护师、治疗师）为了提高对疾病的病因、诊断、治疗和预后认识所进行的研究活动。从微观上主要是应用基础医学的理论和方法，借助精密仪器和设备，从生理、生化、病理、免疫、分子生物学和药理等方面阐明疾病的发生、发展和转归的规律；它的研究对象可以是人，但大多数情况下是应用实验动物，在控制良好的标准情况下探索疾病的各种机制及防治办法，可以深入探讨理论问题，属实验性研究。从宏观上则是更直接面对患者或健康人群解决临床工作中实际遇到的问题；它研究的对象是人，难以完全控制在理想状态，需要在伦理学、临床实际允许的前提下，科学严谨的设计，但其研究结果对临床实践有更直接的指导意义，多属观察性研究，随着功能影像学和血清蛋白组学、代谢组学及基因组学技术的发展，应用人体实验也可较为深入地探讨病因、病机，也是值得关注的科学研究新动向。

一、康复医学科学研究任务

　　康复医学科学研究的主要任务是发现和验证疾病及其功能障碍的病因或危险因素；弄清各种疾病、损伤、衰老和残疾临床诊断和功能评价方法的可靠性和准确性；验证和比较各种康复治疗方法的效果；分析影响疾病预后的因素，尽可能应用有力循证医学证据，制定各种临床康复治疗决策方案；分析康复医疗成本 - 效益，以及探讨临床康复医学科学研究中的伦理问题。

二、康复医学科学研究的意义

　　康复医学科学研究的最终目的是帮助患者预防和治疗功能减退及丧失，提高生活独立程度和生活质量，尽可能延长健康寿命。通过康复医学科学研究提高康复医学工作者临床诊断、功能评价和治疗技术水平，提升康复医疗工作质量。康复医学科学研究是验证各种临床疾病发病学假说、学说，诊断方法准确性与治疗技术有效性、安全性的必由之路，是临床实践的重要一环。

三、 康复医学科学研究的方法

临床医学科学研究方法适用于康复医学科学研究方法。它主要包括临床流行病学、卫生统计学、卫生经济学、决策理论、医学伦理学和循证医学等。临床流行病学是指在临床医学领域内，运用现代流行病学的手段和方法，进行严格的设计、测量和评价，研究患病群体特性，以探讨疾病的病因学、发病学、临床诊治、预防及预后等临床规律。卫生统计学提供了研究设计、分析的技术方法，不同性质的资料和数据选用相应的统计学方法处理，结合临床实际得出比较客观的结论。卫生经济学是指依据经济学原理分析研究在评价临床诊治效果时的成本 - 效益比问题，以求合理利用医疗卫生资源，使在同等的防治资源前提下效益达到最大化；或在取得相同诊治、预防效益的情况下，尽可能减少卫生资源消耗。医学伦理学是研究医学活动中各种道德关系和道德现象的科学，是由伦理道德与医学科技手段两方面构成的，1960 年和 1975 年 WHO 颁布实施的《赫尔辛基宣言》《赫尔辛基宣言 II》是全世界遵循的基本指南。临床医学科学研究必须在符合医学伦理学规范的前提下方可进行。临床决策分析是运用决策理论的观点和方法对临床上存在多种不确定性诊治方案，进行利弊得失的估量和比较，选择最佳效益和最低风险方案的方法。循证医学就是遵循证据的医学，其核心函义是临床医学科学研究所获得的客观依据是确定任何医疗决策的基础。应用这些方法，临床医学科学研究所得出的研究结果对评价临床诊治方法优劣、制订国家卫生政策都具有很大价值。

四、 现代临床医学科学研究方法的基本内容

加拿大学者 McMaster 提出的基本临床医学科学研究方法简称为 DME，即科研设计（design）、科学测量（measurement）和科学评价（evaluation），目前为大家普遍接受。

（一）科研设计

科研设计（research design）是科学研究的前提，它包括选题、实验对象选择、标准基线确定、分组方法、干预因素的确定、随访观察、表格和数据分析方法的选定、质量控制等。科学、合理的研究设计可以保证对科学研究问题的解决及其研究评测方法的信度、效度研究。不同的研究内容有不同的设计方式和特点。目前，临床上常用的有特殊病例报告、临床病例分析、横向调查、病例对照研究、群组研究、临床随机对照试验和纵向研究、序贯试验等。临床研究设计大致包含确定研究目的与选题、建立实验假设、确定研究方法与方案和资料分析四个环节，这四个环节环环相扣，相互关联，并始终在质量控制中进行：

1. **确定研究目的与选题（subject）** 科学选题通常是在之前的理论学习、文献阅读和实践观察中萌发的，有时需要做进一步预试验确定自己的研究思路是否正确可行、具有新意。选题应该具体、明确，以便可以实施。研究目的确定后，就需要科学选题了。确定研究目的和选题是科学研究的核心环节，决定了后续的各个环节是否满足解决研究选题的任务，后续的各个环节都围绕着这个中心目的进行。

2. **建立研究假说（hypothesis）** 假说是对所研究问题预先做出的假定和解释。假说是人们借助已有的知识和事实，通过推理论证具有一定的科学性而设想的科学研究预期结果。假说有科学知识作为理论依据，可验证，但同时又带有一定的推测性。科学研究假说是在前期选题过程中文献复习、临床或实验观察、总结某一专题或内容后提出的需要科学研究验证的假设。建立研究假设直接为进一步

研究方案的制订与实施提出了具体要求，是研究者树立的研究目标。

3. **确定研究方法和方案**（method & protocol） 根据研究目的和实验假说设计研究方案，制定研究方法。这部分内容是最具体、最细致的工作，是能否有效验证假说的依据。在此不仅要考虑到选取受试者的随机性、选取实验方法的合理性、技术指标的有效性、操作方式的可行性，而且还要考虑到研究资料所得数据处理和逻辑处理的合理性和可执行性。通过这些工作实现有的放矢的验证假说的目的。在临床医学科学研究中随机选择受试者、设立对照组、盲法研究都是必要和较难实行的问题。但为保障研究结果的可信度，在伦理学允许的范围内尽量采取盲法、随机对照研究，以增加研究结果的客观可信度。研究方案越细致，今后的研究进展越顺利，得出研究结果的可能性越高。

4. **收集、整理和数据分析**（data analysis） 这部分工作是十分复杂的。数据采集、处理和分析方法的选择与运用，直接关系到科学研究结果是否真实、可信，关系到对研究假说作出肯定或否定的答案。在临床医学科学研究中不同变量或资料应选用相应的统计检验方法，原则是根据研究目的、资料类型和数据分布、设计方案、样本含量大小等选择统计学检验方法。

5. **质量控制**（quality control） 实验设计的重要任务是采取各种有效措施控制研究过程中各种误差和偏倚，使所要研究因素的效果真正体现出来。误差泛指实际测量到的数值与真实的应该得到的真值之差。误差包括随机误差和非随机误差两类。前者是一类不恒定的、随机变化的误差，如随机抽样误差，是难以避免的，但可以用医学统计学的方法进行分析和推断；后者是研究者因操作失误造成的过失误差和系统误差，是可以通过仔细认真及了解规律而避免的。偏倚是指实验中由于某些非实验因素的干扰所形成的系统误差的一种，偏倚可歪曲研究因素作用的真实性。通过筛选受试者、设置对照组、随机实验分组、操作方法的标准化、操作人员技术控制、设备校正、数据校验等措施能够尽可能地将这些误差和偏倚降低到最低程度，以确保研究结果的信度和效度，这一系列措施都是保证研究结果真实可靠的质量保证。

（二）科学测量

临床医学科学研究中测量（measurement）包括可以客观明确计数计量的指标，如身高、体重、体脂含量等形态指标；心率、血压、肺活量等功能指标；肝功、肾功、血脂、血糖等代谢指标；也有难以精确计量的指标，如各种症状、各种功能活动描述，这些资料有时也是十分重要的，而且在康复医学实践中这样的指标尤为多见。如何将不同的研究者对同一症状或功能活动状态的描述具有可比性，以便对其研究结果对比分析是应用该类指标要解决的问题。目前通常是将这些指标分等级，或计分半定量法来规范之。等级法和计分半定量法的基本要求是定义每一等级或每一分值的量和临床意义，然后在较大样本的研究基础（所谓常模）上确定整个分级或半定量计分可靠性、有效性和简捷性，总结出标准化分级或分级量表，供临床研究应用。如疼痛视觉分级量表（visual analogue pain rating scale，VAS）、Brunnstrom 偏瘫功能评价量表和功能独立性量表（functional independence measurement，FIM）等。相对于能够精确测量的指标而言，这些指标有时也称为模糊指标。在临床科学研究中通常是精确指标与模糊指标相结合测定，这样才能更真实地符合临床实际，并有针对性解决临床问题。测量最重要的标准是坚持真实性和可重复性，为研究设计提供最可靠的数据，并通过对各种试验资料、数据的整理、分析，得出研究结果，最后将研究结果归纳、总结，导出概括性的研究发现，形成科研结论，证实或否定研究假设。

（三）科学评价

评价（evaluation）就是用科学的手段和公正的态度衡量、评判某科学研究设计、测量、结论的可信性、有效性、应用前景和成本 - 效益分析。在临床医学科学研究中评价内容主要包括诊疗方法的准确性、灵敏性、可信性和科学性，以便证实科研结果的价值。评价是给予整个研究方案及结果的肯定、改进或否定答案，是临床医学科研工作中重要的一环，为科研成果是否具有理论和实践意义提供依据。评价的科学性还表现在对某项研究结论进行解释时限定研究条件，在合理的框架下解释结果，因为在一种条件下产生的研究结论不一定适合于其他条件下实验的结论。

第二节 临床医学科学研究设计

一、临床医学科学研究设计的基本步骤

（一）确定科学研究主题

研究主题（topic）的确定是根据研究目的提出的，一般来讲，在确定研究主题前都已经做了大量的前期工作，如对感兴趣的问题进行了深入的文献阅读与综述，了解了该问题国内外研究现状及进展、存在问题；或对某项问题进行了长期的实践观察和思考；或已有较为扎实的前期工作基础。这样就非常明确研究目的并提出研究主题。主题新颖、明确、具有可行性，并有理论或现实意义是临床医学科学研究设计的核心。

（二）科学研究方案设计

观察性研究设计（protocol）的概念是观察自然状态下疾病及其功能障碍发生发展特点及规律的研究设计方法，它是研究疾病及其功能障碍病因、临床表现、影响因素等自然发生特征的研究方法。这种研究方法包括横断面研究（cross sectional study）、疾病监测（surveillance）、病例对照研究（case control study）和队列研究（cohort study）。这类研究设计方法遵循可重复性和对照的原则，但随机性相对比较弱，在探究机制和理论方面不够深入。它的研究对象主要是人，仅对客观观察的结果进行描述和分析比较。实验性研究设计方法指研究者根据研究目的人为地给予人或动物干预因素，遵循随机、对照、可重复的基本原则，控制各种混杂因素，可以比较容易地凸现研究因素的作用，研究分析干预因素的效果，如前瞻性随机对照双盲研究最为理想，也是循证医学最有利的证据（Ⅰ级证据）。实验性研究设计方法包括临床试验（clinical trial）、现场实验（field experiment）、动物实验（animal experiment）和类试验（quasi-trial）。

（三）确定样本量大小

样本量（sample size）是研究中的重要考虑，它决定了研究怎样以最经济、有效的实验对象数目实现研究目的。确定样本量大小是研究设计中重复原则所要求的，重复最主要的作用是估计实验随机误差，在设计条件下尽可能降低随机误差，提高研究精密度。在标准差固定的情况下，随机误差（random error）与实验样本量的平方根成反比（$\delta = 1/\sqrt{n}$），因此，要使随机误差减小，样本量应该加大。但样本量太大，会浪费人力、物力和时间；样本太小，往往产生假阴性结果，影响正确判断。估

计样本大小就是控制Ⅰ类错误概率（α）（Ⅰ class error probability）——假阳性率在5%～1%以内，Ⅱ类错误概率（β）（Ⅱ class error probability）——假阴性率在20%～5%以内。同时还要了解研究目的和资料性质，通过以往的经验、预实验或文献提示确定总体标准差或率的估计值；确定样本指标与总体指标间所允许的误差限度。

影响研究样本量大小的因素有：①研究采用的观察指标。指标精确、敏感所需样本量就小，否则需要样本量较大；②研究各组间差别（δ值）大小也影响样本大小，组间差别小（δ小），样本需要量大，反之，样本需要量就小；③数据资料的类型和统计方法也影响样本量。序贯分析时，一边研究，一边观察显著变化所需样本量，是确定研究样本量最经济节省的办法，而要研究发病率和死亡率等指标就需要较大样本。

确定样本量的常用方法有定量资料样本含量的估算方法和定性资料样本含量的估算方法，前者包括样本均数与总体均数比较估算方法、两样本均数比较估算方法、多个样本均数比较估算方法和随机区组设计所需样本量估算方法；后者包括样本率与总体率比较样本量估算方法、两样本率样本量估算方法、多个样本率样本量估算方法和直线相关样本量估算方法等。

（四）防止偏倚和误差

偏倚（deviation）的种类主要有选择性偏倚、观察性偏倚和混杂性偏倚。选择性偏倚是带着偏见或没有严格按照入选受试者条件选择研究对象，使其不能真实地代表研究设计确定的目标人群。该种偏倚主要通过客观认真地选择实验对象和随机分组来避免。观察性偏倚是在实验测量阶段不能完全客观地记录实验组和对照组的观察结果，往往对实验组的数据记录有预期，或对实验数据有意遗漏所产生的偏倚，该种偏倚需要通过盲法加以规避。混杂性偏倚是在研究设计阶段由于对外来因素的干扰或对研究问题认识上的偏差所造成的偏倚，该种偏倚要依靠配对、分层等统计学方法来控制，从而使实验结果真实可信。

研究误差（error）通常包括随机误差和系统误差，随机误差如前所述是研究样本与研究总体相似性大小产生的误差，通过充分、有效的样本量来避免；系统误差是指测量过程中难以避免的偏差，要在研究设计及实施过程中仔细校对仪器设备、研究方法标准化、检测人员固定化等工作中尽量减小它的影响。

在科学研究中注意充分规避各种可能的偏倚和误差，以期得到更真实可靠的研究结论。

（五）资料分析

资料分析包括统计学分析和专业性分析两个方面，在推论和得出结论时一定要结合这两个方面的分析结果谨慎为之。统计学资料分析就是正确区分研究资料的性质，选择适当的统计方法进行分析处理，从而得出正确的统计结果。专业性分析指将统计资料分析结果结合康复医学临床实际确定实验资料的价值。

二、 实验设计的目的和基本原则

（一）实验设计的目的

保证实验在认识过程中的作用得到充分的发挥，纯化和简化实验条件，使之能在人为控制因素的干预下，使实验研究条件突出，研究某单一因子在各种效应中的作用，以最经济有效的方法获得较为准确客观的结果。

（二）实验设计的基本原则

1. **重复原则**（repeated principle） 即实验设计中首先应有合理有效的样本数量，使之既不浪费人力、物力和时间，又能排除实验误差的影响。获取实验条件下研究因素效应和可靠结果。因此，重复原则就是正确确定样本含量。

2. **对照原则**（controlled principle） 就是将两个基本条件均衡的组群给予"干预"和"不干预"，或不同"干预"处理，并将两组结果进行比较，得出"干预条件"下的处理效应差别，从而说明实验研究因素的作用。通过对照的设立，排除无关因素的干扰，纯化实验条件，突出要研究的因素；能够有效地对复杂系统逐一进行分析研究；减少实验误差，提供更令人信服的结果。

3. **随机化原则**（randomlized principle） 实验设计中随机化原则是指在实验中不要人为的因素干扰实验研究因素的作用，而是在研究中严格按照机遇的顺序安排实验，使之有均等的机会进入实验的原则。随机化原则保证了实验研究的客观性和合理性。随机化也是各种数理统计学方法分析的前提，研究设计只有遵循随机化原则，才可以运用数理统计方法进行分析和检验，使检验结果能够成立。

三、 实验设计的基本方法

（一）确定适当的样本含量

1. 根据实验假设所提出的实验结果的可信度确定样本含量。该种确立样本量的方法与实验对象的均匀性有关，实验对象的差异性越小样本量越少，反之越大。此外，一般情况下，依据先前同类实验或本研究预实验中取得的样本方差值做出均匀性好坏估计，再进一步确定样本量。

2. 应用对照研究时，样本量相对较少就可取得最佳效果。

3. 符合研究者目前所能承担的研究人力、物力和时间要求的样本量，又能解决实验问题是合理的样本量估算方法。

（二）设置合适的实验对照

设置对照（experimental control）对实验研究至关重要，而对照的原则就是使之与实验组条件均衡，使处理因素的作用从众多可能影响实验结果的因素中突出出来。如某作者进行电刺激引起肌肉肥大及其机制研究中，在实验实施过程中对照组和4个实验组大鼠都同样进行麻醉处理，消除麻醉本身对电刺激肌肉干预因素的影响，从而突出电刺激训练本身对肌肉肥大的促进作用及其机制。在实验设计中对照的形式有：

1. **空白对照** 对照组不做任何处理，只看一种实验研究因素的有效性。

2. **安慰剂对照** 对照组施加部分外形与研究因素相同但无实际作用的非实验研究因素（安慰剂），观察研究因素的有效性，如假手术对照。

3. **标准对照** 用公认的标准方法测得的标准值或正常值作为对照，观察实验因素与之比较的结果是优是劣。

4. **相互对照** 不设对照组，而几个实验组相互对照，这种情况适用于筛选几种实验干预方案哪个效果更好。

5. **配对对照**　采用的受试对象条件非常均匀一致的情况。

6. **自身对照**　也称同体对照，对实验干预前后受试者自身数据对比。

在对照组的设置中要避免历史对照、重复对照和对照不足的错误。

（三）随机化设计（randomly design）

在实验设计中遵循随机化原则是非常重要的，抽样和分组随机化的方法很多，包括：

1. **单纯随机抽样**　这种方法适用于总体范围内样本不太大，而且又比较均匀的情况。它保证抽样总体中每一个体都有同等被抽到的概率（如标号、抓阄）。

2. **系统抽样**　先将总体的观察单位按照一定的序号分成 n 个部分，然后再从第一部分中随机抽取 k 号作为观察单位，按照相同的间隔，从每个部分中抽取一个观察单位组成一个样本，适合大样本研究。

3. **分层抽样**　适用于整体范围大、样本不均匀的情况。可把每一个相对集中、水平相同的个体群看作总体中的一层，将总体分成若干层，再在每一层中随机抽取样本，使得虽然各层间均匀性较差，但每层内部均匀性较好，使对照组和实验组条件具有可比性。

4. **整群抽样**　适用于在有自然集团的场合，而且各集团地点分散、交通不便的地区进行调查研究。

上述随机确定实验分组的具体操作方法最多用的是随机数字表方法，大家可在统计学书上和电脑软件上查到。

四、　临床科学研究设计基本类型

临床科学研究类型有许多种，我们分别介绍如下：

（一）病例报告与病例分析

病例报告（case study）是单个或 10 个以下病例报告，而病例如超过 10 例则为病例分析，主要是对罕见疾病、罕见的疾病并发症、罕见的诊断发现和罕见的有效治疗措施以及罕见的治疗副作用等的研究报道。

（二）横向研究

横向研究（cross sectional study）也称现状调查，特点是对暴露因素和患病情况同时进行调查，适用于多发病、慢性病的一种定量研究，研究中需随机抽样，如中国作业治疗开展现状的调查。

（三）病例对照研究

病例对照研究（case control study）广泛应用于致病因素研究，它是通过回顾性研究调查某疾病发生与暴露因素是否有关，适用于少见病、长潜伏期疾病的研究，设计中要注意偏倚。

（四）队列研究

队列研究（cohort study）是纵向研究干预因素的设计类型，也称为定群研究，是指对某个特定人群在一段时间内长期观察在置于暴露因素和非暴露因素条件下患病、致残、致死等情况，以得出暴露因素是否与这些观察指标间有关联。这类研究设计可以是前瞻性研究，也可以是回顾性调查。可据此推论疾病病因和预测疾病预后。

（五）序贯试验——最省抽样试验

序贯试验（sequential analysis）的特点是预先不规定样本量大小，而是在随机原则、对照原则指导下每试验一个或一对受试者后进行分析比较，一旦可下结论即终止实验。比较适合单指标观察，如新疗法与老疗法比较。

（六）随机对照研究

随机对照研究（randomized controlled trial）是最理想的前瞻性研究方法，目前，越来越受重视，应用也逐渐增多，由此获得的研究结果也最可靠、客观、真实。采用随机方法分配受试对象，在观察指标和分析资料时采用盲法，避免实验误差和各种偏倚。

（七）自身交叉对照研究

自身交叉对照研究（cross self contrast study）也是一种前瞻性研究方法。即两种干预措施分别作用于两个实验组，实验后获得结果，再经一段不予任何干预的洗脱期，消除前一干预的影响后，互换干预处理，继续观察比较它们的作用，其优点是消除了受试者偏倚。

（八）基于 ICF 理论概念构架的康复医学研究

《国际功能、残疾和健康分类》（International Classification of Functioning，Disability and Health，ICF）自 2001 年问世以来已经受到全世界关注，它为人类健康分类搭建了一个理论概念架构，每种健康状况都可归于身体结构与功能、活动和参与三个层次，并考虑个体因素和环境因素交互作用的影响，确定健康分类。在此基础上再根据不同测量目的，定性地设计和选择测量项目，并使之定量标准化，用可以计算机化记录且用所有人都能理解和认同的条目对测量内容进行评价，因此，它又是一个具体的评价测量工具。在康复医学实践中，对功能、残疾和参与的评价可以依据 ICF 分类与评价概念架构进行。迄今在中国已有部分研究者应用 ICF 架构对脑卒中、糖尿病、肥胖症等进行了健康分类研究和康复结局评估研究，但这方面的工作还远未展开，还需要持续进行下去。比如研究确定基于 ICF 的某种特定健康状况评价方法中测量项目——将 ICF 分类项目转换为特定的健康状况评价方法中的测量项目，方法是依据临床循证医学证据首先需选择 ICF 分类相关项目；将选定的项目与现有该种健康状况评价项目进行相关分析对比，确定基于 ICF 构架该特定健康状况的评价方法中测量项目；之后再对筛选出的测量项目进行效度、信度和区分度研究，最终使这些测量项目标准化成为基于 ICF 的该种健康状况的有效评价工具。这是个系统工程，需要将国际 ICF 理论概念框架中某疾病各个评估要素与中国临床实践、专家诊疗意见、诊治效果和患者满意度等等内容进行多重相关分析，筛选出密切相关的要素作为某个疾病康复评估的工具。再比如，回顾性调查某时期之前的有关脑卒中随机对照研究中，康复结局的评价条目与 ICF 类目的一致性，以进一步确定 ICF 类目是否可以全面反映脑卒中临床康复结局，如果不能则可以进一步研究增加类目；反之这类研究也可反映当前临床康复结局评估中是否有遗漏的重要项目（ICF 中提示的类目），如有遗漏应该研究有否必要进一步完善。因此，在 ICF 如何应用于临床康复实践中还有许多内容需要深入研究，促进其临床应用。

第三节　临床科学研究中的伦理问题

一、 医学伦理学原则

在筹划每一次临床试验时，都要考虑伦理学问题。医学伦理学是研究医学活动中各种道德关系和道德现象的科学，具体内容由医学科技和伦理道德两因素共同作用形成，道德是通过社会舆论，人们的内心信念、传统习惯的力量来调整人与人、人与社会之间关系的行为规范。医学伦理既要遵循人类的道德准则，又要使医学科技服务于人类的健康，医学伦理与医学科技协调一致是医学伦理学规范的境界。原卫生部发布的《涉及人的生物医学研究伦理审查办法（试行）》中明确说明了生物医学研究的应该遵循的伦理学原则是：

1. **知情同意原则**　尊重和保障受试者是否参加研究的自主决定权，严格履行知情同意程序，防止使用欺骗、利诱、胁迫等手段使受试者同意参加研究，允许受试者在任何阶段无条件退出研究。

2. **控制风险原则**　首先将受试者人身安全、健康权益放在优先地位，其次才是科学和社会利益，研究风险与受益比例应当合理，力求使受试者尽可能避免伤害。

3. **免费和补助原则**　应当公平、合理地选择受试者，对受试者参加研究不得收取任何费用，对于受试者在受试过程中支出的合理费用还应当给予适当补偿。

4. **保护隐私原则**　切实保护受试者的隐私，如实将受试者个人信息的储存、使用及保密措施告知受试者，未经授权不得将受试者个人信息向第三方透露。

5. **依法补偿原则**　受试者参加研究受到损伤时应当得到及时、免费治疗，并依据法律法规及双方约定得到赔偿。

6. **特殊保护原则**　对儿童、孕妇、智力低下者、精神障碍患者等特殊人群的受试者，应当予以特别保护。

二、 医学伦理学的操作程序

（一）提交申请及研究或相关技术应用方案

研究者要向官方（如学校、政府）伦理道德委员会提交研究申请，进行伦理学审查，获得批准后方可进行研究，需要伦理学审查的项目，由承担单位或个人填写《涉及人体的生物医学研究伦理审查申请书》1式3份，并附研究申请和知情同意书各一份，交伦理审查委员会。委员会经过审查，在收到申请后3个月内做出同意、否决或暂缓的批复，并说明理由，由主任委员签发。3份文件分别留存伦理委员会、科技管理部门及项目单位和研究者个人。该申请有效期两年，超过两年，原则上重新审议。任何有悖于伦理道德原则的人体实验经过查实，都要严惩。我国伦理审查委员会归当地卫生行政部门管理。医学伦理学同样适用于以动物为实验对象的研究。动物实验中对动物的实验处理和处置应本着人道原则，不能使之遭受痛苦、不适和虐待。动物作为受试者，必须按照《实验室动物饲养和使用指南》（Guideline for the Care and Use of Laboratory Animals）的要求去做。研究单位或个人做动物实验之前要向伦理审查委员会提交动物实验申请表格，经审查获得批准后方可进行试验（《药物临床试验伦理审评申请书》见表9-1）。

表9-1 药物临床试验伦理审评申请书

试验药名称（INN）	商品名称
药理学分类：	

试验药类别：中药：一类□　二类□　三类□　四类□　五类□

西药：一类□　二类□　三类□　四类□　五类□

进口药□　　　上市药□

申报基地专业：

药物临床试验伦理委员会

填表日期：　　年　月　日

填写说明

一、请用钢笔或签字笔填写此表、字迹要清楚、工整、不得涂改。

二、请按要求在相应的□栏内画√。

三、第1页，试验目的栏：1＝Ⅰ期耐受性试验；2＝Ⅰ期药代动力学试验；3＝Ⅱ期临床试验，

4＝Ⅲ期临床试验；5＝四、五类药物临床试验；6＝进口药临床试验；7＝生物利用度试验；

8＝Ⅳ期临床试验；9＝上市药临床试验。

四、表中如某些栏目内容填写不下时，请用A4纸附页。

五、报送申请表的同时务必报送以下附件：

1. 新药试验SDA批件；

2. 上市药试验的任务委托书；

3. 临床试验方案；

4. CRF表；

5. 知情同意书；

6. 药检报告；

7. 参考文献。

一、项目名称：

二、试验目的：　1　2　3　4　5　6　7　8　9

三、任务来源：

四、专业名称：　　是　　否　　基地专业

五、项目负责人：　职务　职称　有　无　证书

六、主要参与者：　职务　职称　有　无　证书

职务　职称　有　无　证书

职务　职称　有　无　证书

职务　职称　有　无　证书

七、项目参加单位：

1. 是　　否　　基地专业

负责人　　职务　　职称　　有　无　　证书

2. 是　　　否　　　基地专业

　　负责人　　　　　职务　　　职称　　　有　　　无　　　证书

3. 是　　　否　　　基地专业

　　负责人　　　　　职务　　　职称　　　有　　　无　　　证书

4. 是　　　否　　　基地专业

　　负责人　　　　　职务　　　职称　　　有　　　无　　　证书

5. 是　　　否　　　基地专业

　　负责人　　　　　职务　　　职称　　　有　　　无　　　证书

八、有　　无　　知情同意书

九、样品

1. 试验样品：

名称　　　　　剂型及规格

批号　　　　　失效期

所送该批试验样品是否有药检部门人用合格报告：有　　　无

试验样品提供单位

剂量　　　　　用法　　　　　疗程　　　　　病例数

剂量　　　　　用法　　　　　疗程　　　　　病例数

剂量　　　　　用法　　　　　疗程　　　　　病例数

剂量　　　　　用法　　　　　疗程　　　　　病例数

2. 对照样品：

名称　　　　　剂型及规格

批号　　　　　失效期

对照样品来源　　　生产厂家

剂量　　　　　用法　　　　　疗程　　　　　病例数

剂量　　　　　用法　　　　　疗程　　　　　病例数

剂量　　　　　用法　　　　　疗程　　　　　病例数

剂量　　　　　用法　　　　　疗程　　　　　病例数

十、试验方法

随机双盲　　　随机单盲　　　随机开放

十一、适应证：

十二、禁忌证 / 注意事项

十三、可能出现的不良反应及有　　　无　　　防治措施

十四、有　　无　　　不良反应报告措施

十五、实验日期自　　　　　至

十六、报告填写人签名　　　项目负责人签名

十七、报告填写日期：　　　年　　月　　日

基地专业负责人签字

年　月　日

（二）签署知情同意书

知情同意书是要求研究者制作某种类型的描述该研究的表格，请受试申请者填写，并附上研究摘要，得到受试申请者同意后才开始工作。

《办法（试行）》规定，伦理委员会对申请伦理审查的项目进行下列审查：

1. 研究者的资格、经验是否符合试验要求。

2. 研究方案是否符合科学性和伦理原则的要求。

3. 受试者可能遭受的风险程度与研究预期的受益相比是否合适。

4. 在办理知情同意过程中，向受试者（或其家属、监护人、法定代理人）提供的有关信息资料是否完整易懂，获得知情同意的方法是否适当。

5. 对受试者的资料是否采取了保密措施。

6. 受试者入选和排除的标准是否合适和公平。

7. 是否向受试者明确告知他们应该享有的权益，包括在研究过程中可以随时退出而无需提出理由且不受歧视的权利。

8. 受试者是否因参加研究而获得合理补偿，如因参加研究而受到损害甚至死亡时，给予的治疗以及赔偿措施是否合适。

9. 研究人员中是否有专人负责处理知情同意和受试者安全的问题。

10. 对受试者在研究中可能承受的风险是否采取了保护措施。

11. 研究人员与受试者之间有无利益冲突。

三、 其他方面的伦理学问题

（一）版权伦理学

在研究论文中需要引证他人数据或图表时一定要征得对此有版权者的同意才能使用，可通过多种渠道与版权所有者联系，说明事由，提出请求，然后以版权所有者同意的方式引用。

（二）在科学研究中要避免如下不诚实的做法

盗用、滥用其他人的观点、文章或图表为己所有；恶意修饰、篡改研究资料以利于预期的研究结果；去除不利于实验预期的资料，以使结果理想化，违背科学研究的本意；在资料收集处理过程中不能诚实、正确地记录和整理研究结果，该排除的不排除，使错误结果替代真实的实验结果，提供虚假信息。一般要求完整保存所有研究的原始资料以备查，许多重要医学杂志要求在论文发表后实验原始资料至少保存3年，储存和保管失利造成查无凭据，被视为伪造资料，应予避免；论文撰写和发表的作者顺序一般应按照对研究项目的直接贡献大小排序，第一作者是设计并执行研究项目之人，其他人依次排序，不要抢功，导师可以是责任作者，不符合实际的作者排序都是不可取的，国际重要的医学杂志在论文发表时都要求所有作者签署知情同意书，意欲避免此类不诚实的做法；同一论文不可重复发表在几个学术期刊杂志上，一个良好的科学论著应该将其所有资料只发表在一本有影响的学术杂志上。对上述错误情节轻的进行批评教育，严重者将受到严惩，甚至列入"学术黑名单"，拒绝相信你的研究结果。

（三）在临床医学科研方案设计中迫切需要反思的问题

在医学科研方案设计中，除了对科研方案科学性、可行性、创新性和价值性的考虑，也要把握好方案设计与伦理规范的关系。只有遵循研究伦理的价值追求，找到"不能做的"和"应该做的"，才能做出正确选择，使方案设计既具有科研意义，又有伦理价值。

第四节　卫生经济学评价

一、 卫生经济学概念

20 世纪以来，医疗卫生体制改革不断推进，多数高等医学院校先后开设了卫生经济学课程。中国卫生经济学会、卫生经济研究所以及各省市卫生经济学会的成立，加速了卫生经济学课程在我国高等医学院校教育教学的推广。2000 年福克斯给出了"卫生经济学的未来是牛市"的结论。

《中国医学大辞典》把"卫生"解释为"防卫其生命也"，具体而言涵盖了养生、医药、医疗等多方面。经济是价值的创造、转化与实现；人类经济活动就是创造、转化、实现价值，满足人类物质文化生活需要的活动。经济学是研究人类经济活动的规律即研究价值的创造、转化、实现的规律（经济发展规律理论），进而实现利润合理最大化的科学。

卫生经济学（health economics）是指利用经济学原理和方法评价各项医疗诊治措施投入与产出的效益，并比较不同诊治方法间效益的高低，以保障合理的临床医疗决策，并使有限的卫生资源发挥最大程度效用的科学。研究某种诊疗措施的投入与产出关系，比较不同诊疗措施的投入 - 产出效益，建立明确的标准，为医生、患者、政府、保险公司等相关单位和人员选择诊疗方案提供依据，在各个方面实现效益最大化，是卫生经济学评价的基本内容。

进行卫生经济评价的必要性主要体现在两个方面，首先，由于没有足够的资源来提供所有可能的或病人希望接受的医疗服务，所以必须对资源用于哪些项目做出选择，在考虑成本和效果的情况下做出决策；其次，相对缺乏的资源和人人享有得到基本卫生服务的权利之间难以平衡，必须抑制消费者过度利用保险消费的心理弊病，保证市场公平竞争，促进医药事业发展。有多项研究探讨在临床环境下不同治疗方式的效果和卫生经济学价值，对进行不同治疗方式的患者的费用进行成本 - 效益分析。结果均显示除外基本临床预后指标的判断，在卫生经济学方面的研究不仅可以使各级医院医疗资源得到充分利用，还可以使成本效益最大化，减轻患者的经济负担，也符合现阶段医改及大健康相关政策的要求。

二、 卫生经济学临床评价的基本步骤

（一）提出问题并明确评价的目的和价值观

作为决策者和评价者首先必须明确所要研究的问题，其次，作为一个评价方案，当然要明确什么是被比较的事物和行动，在指出被比较的对象时，还应说明排除那些未予比较的事物的理由。同时必须表明对评价采取的立场和观点。

（二）鉴定不同的可行的诊疗方案

要实现不同的诊疗预期目标，可以采用不同的实施方案及具体措施。那么，一定的卫生资源究竟该运用哪一种方案？决策者应该考虑到一切可能的方案并对每个方案有一个全面的认识，提出各方案最佳的实施方法以供比较。

（三）精确测量方案的成本与结局

全面收集并评价所有相关成本和效果（效益、效用）的信息，根据不同方案的特点和分析评价目的来选择不同的效果、效益、效用指标进行测量。

（四）选择恰当的分析方法进行评价分析

应用相应的卫生经济分析和评价方法对不同方案进行比较、分析和评价，并结合可行性分析和政策分析做出科学的决策。分析期间对不确定性等还应进行敏感分析（sensitivity analysis），分析当重要变量如价格、成本、贴现率、结果判定标准以及经济分析类型等发生变化时，结果将如何变化以及结论是否稳定。

（五）准确表达分析结果

运用简洁、准确的语言将不同方案的比较、分析结果进行表述，使临床医疗决策合理化，并促进有限的卫生资源发挥最大程度的效用。

三、 卫生经济学分析类型

经济学家认为成本（cost）是已消耗的不能再利用的资源，即卫生服务成本是实施某项卫生服务规划和方案所消耗的全部物质资源和活劳动的货币表示。医疗成本包括：直接医疗成本（direct cost）、间接医疗成本（indirect cost）两类：直接用于卫生服务消耗的资源或代价称为直接成本（与伤病直接有关的预防、诊疗、康复、护理费用等消耗的所有人力、物力资源），而用于伤病或死亡所造成的社会成本或代价称为间接成本（陪护人员发生的费用、时间成本、因病休工休学或死亡所损失的工资、奖金和丧失劳动能力所造成的社会产值的减少等）。间接成本的计算方法主要有以下三种：

1. **人均收入法**（human capital approach） 用平均工资、失业救济金、退休金等计算病残或死亡引起的收入减少。但对没有收入的老人、儿童很难测定。

2. **自愿支付法**（willingness to pay method） 直接测定为了减少病残和死亡个人自愿支付的费用。

3. **隐含成本**（implicit cost）**估计** 如以保险金、法庭判决补偿为依据。

根据卫生分析评价的目的和评价成分的不同，卫生经济分析与评价方法主要分为以下四种：

1. **成本分析法** 也称成本最小化分析（cost-minimization analysis，CMA）用于比较具有同样结果的 2 个或多个方案。该种方法是在分析时只考虑成本而决定选择哪种诊治方法的分析方式，适用于临床疗效比较确定且疗效相似的方法间选择决策，取成本最低者。因此，如果研究干预因素产生的结果相同，那么最好采用此法。但此法只能比较同种疾病、结果相同的情况，适用范围较狭窄。

2. **成本 - 效益分析**（cost-benefit analysis，CBA） 是通过比较全部备选方案的全部预期成本和全部预期效益来评价备选方案。此时预期成本和预期效益都需用货币值表示。通过比较各种备选方案的全部预期效益和全部预期成本的现值来比较这些备选方案，为决策者选择计划方案提供经济学的依据。CBA 可以同时评价成本与结局。它用同样的单位测量成本与结局，结局转换成现金方式表示，根据其价值大小，进行临床决策。效益减去成本可得出净效益，据此可以更直接地反映诊治方法的不同。因此，要比较不同条件下的成本效益，成本 - 效益分析最适用。其测定方法主要包括人均收入法或人力资本法（human capital method）和意愿支付法（willingness to pay，WTP），后者兼顾生命延长、疾病的治愈、身体和精神痛苦减轻等有形或无形价值的方法，建立在健康效用理论基础之上。认为人的健康效用由人的健康状况和收入组成，比人力资本法在理论上更正确，在实践中更全面、更有价值。

3. **成本 - 效果分析**（cost-effectiveness analysis，CEA） 是一种评价各种健康干预项目结果与成本的方法，以成本效果比的形式为各类决策者提供健康干预项目的重要决策依据。用于评价有不同成本与结局的选择方案，成本以现金值体现的净成本表示，而结局则以效果的形式表示如各项实验室指标（血脂、血糖、血红蛋白）、发病率、生存率、复发率、死亡率等，该法在临床上运用最广。一般来说，成本 - 效果分析的结果表现为防止某一疾病的花费、挽救一条生命的花费、或者是每一个生命年的获得所需的成本。因此，成本 - 效果分析是对各个方案实施结果直接进行比较分析和评价的一种方法。CEA 一般用于单一健康结果的比较，相同目标、同类指标的比较，评价时主要考虑问题是最小成本达到预期目的。如研究主要结果是一维的几个方案的比较，成本 - 效果分析最适用。成本 - 效果分析是最常用的分析方法，在已发表的卫生经济评价文献中占 50%～75%。但它只能运用在对同一种疾病或条件下对不同干预措施的比较，不能用以比较两种不同措施对不同疾病的病残、病死率的评价。

4. **成本 - 效用分析**（cost utility analysis，CUA） 是通过比较几个备选方案的投入和产生的效用来衡量各项目优劣的方法。它是成本效果分析的一种发展，而且是卫生经济学评价的"金标准"。一般采用特殊的测量单位来评价，即生命质量调整年（quality adjusted life years，QALYs）、生命伤残调整年及生命质量指数等。这些指标在更深层次上对不同方法的成本 - 效益进行比较，CEA 和 CUA 不同点是结果指标和应用范围不同，相同点是研究设计与分析没有差别。CUA 应用于多种健康结果的比较。评价时主要考虑问题是生命质量，因此，对多维结果不同方案的比较，采用成本 - 效用分析。

第五节 循证医学

一、 循证医学的概念

现代汉语词典中对证据的定义是"能够证明某事物真实性的有关事实或材料。"英语中证据用"evidence"表示，在《简明牛津英语词典》中对证据的解释是：①证明意见或主张真实有效的信息或信号；②法律调查中或法庭上接纳证词时用来确证事实的信息。证据属于认识领域，它是人类在形成证明性推理的认识过程中所使用的材料和对客观世界的认识过程。证据具有获得认知材料、并证明这些材料与被证明事件间具有相关性、可信性和证明力的基本特征。医学证据可以理解为对医疗中的各种医学问题有关材料，通过专业团队经过科学方法采集真实信息，进行加工处理获得的具有与问题相关、可靠和证明力的信息材料和认知结果。

循证医学（evidence-based medicine）即遵循科学证据的医学，是现代医学领域发展起来的新兴临床医学模式，其核心涵义是医学科学研究所获得的客观有效、有实用价值、安全的证据与临床医务工作者知识、技能和经验相结合，在患者接受并配合的前提下，在具体的医疗环境中所确定的临床医疗决策实施过程，其目的是取得最佳的临床诊治康复效果，并使成本 - 效益最大化。

循证医学中最重要的医学科学研究证据是反映当前有关方面最确切有效、最安全和最有实用价值的研究成果。通过应用临床流行病学原理与方法及质量控制评价的标准，对既往有关科学研究文献分析总结可以获得这些证据。这些科学研究文献分为原始研究证据和二次研究证据，前者意为直接的研究文献资料报道，后者则是针对某一问题总结有关原始文献，并进行深加工所得到的更综合、较有参考价值的文献报道，如荟萃分析（meta analysis）。在循证医学中，依据科学研究文献的质量和可靠程度将证据分为不同的证据等级（evidence grade），一般从 1 到 3 分级，证据力度依次降低，但到目前为止还没有统一的国际标准，美国预防医学工作组（U.S Preventive Service Task Force）、英国国家卫生保健服务部（National Health Service）、牛津循证医学分类中心（Oxford Centre for Evidence Based Medicine Classification）以及 Sackett 等证据分级方法在循证医学研究中都有采用，请查阅有关文献和网站。

二、 循证医学的操作步骤

循证医学的具体操作程序是临床医务工作者根据实际工作中所遇到的问题，提出解决该问题的初步方案，其次对有关方案中的诊治措施的有效性和安全性进行客观地评估，最后决定是否采用这些诊治措施，步骤包括将临床医疗实践中的信息需求转变为能够回答的问题。

1. 快速、有效地探索、搜寻回答有关问题的最可靠证据。

2. 对所获证据的真实性和临床实用性进行严格评价。

3. 将评价结果应用于临床实践。

4. 对应用效果进行再评价。

目前，在较新的疾病诊治指南中，临床研究对临床实际工作的具体诊治措施的有效性证据进行了客观分级，即Ⅰ级、Ⅱ a 级、Ⅱ b 级和Ⅲ级，以便临床医务工作者能够遵循，并积极努力使每个医疗诊治方案的证据水平达到Ⅰ级，研究论证Ⅱ级证据并结合自己的临床实践经验和传统治疗有效性制订诊疗方案，Ⅲ级证据很难支持临床诊疗方案，应该尽量避免推荐。

Ⅰ级：已有充分的证据或一致的观点认定该诊治措施是有益、有用和有效的。

Ⅱ a 级：较多的证据倾向于支持其有益、有用和有效性，但对诊治措施的这三方面尚存争议。

Ⅱ b 级：对诊治措施的有益、有用和有效性存有争议，并且较多的证据不支持其有益、有用和有效性。

Ⅲ级：已有充分的证据或一致的观点认定，该诊治措施是无益、无用和无效的，有的甚至是有害的。

2002 年中国循证医学杂志报道了临床研究证据分级如下：

Ⅰ类证据：指收集所有证据可靠地随机对照试验（RCT）研究系统评价或荟萃分析（Meta analyses）结果，或大样本多中心 RCT 研究结果；Ⅱ类证据：指单个大样本 RCT 研究结果；Ⅲ类证据：指设有对照，但未用随机方法的研究结果（队列研究和病例对照研究）；Ⅳ类证据：指无对照的系列病例观察；Ⅴ类证据：指专家意见（共识）、描述性研究、病例报告。Ⅰ、Ⅱ、Ⅲ、Ⅳ、Ⅴ类证据水平依次降低，为方便记忆，用图 9-1 示之。

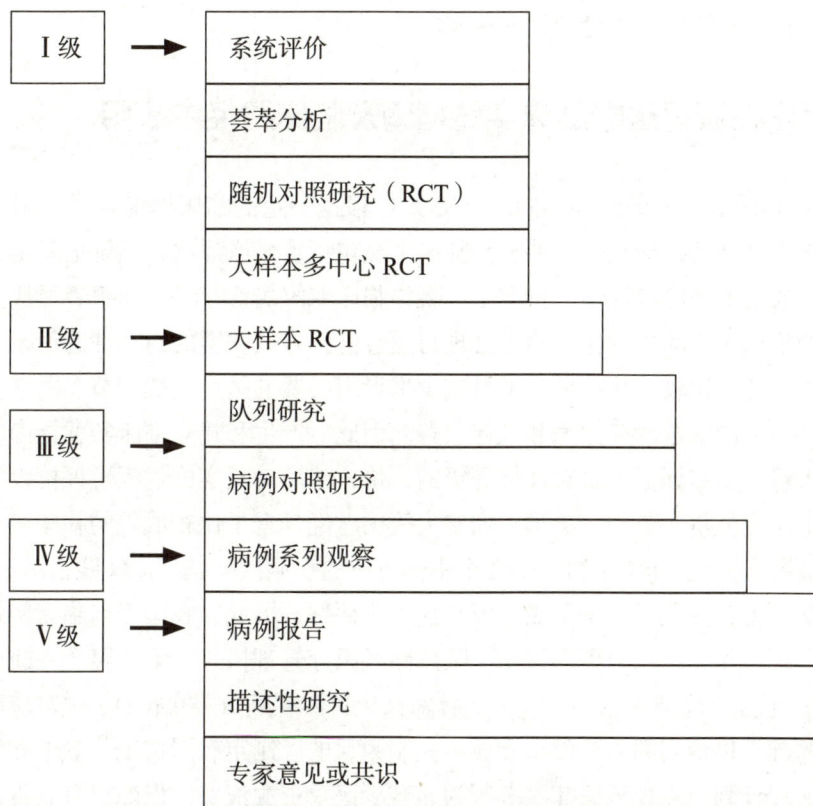

图 9-1 中国临床研究证据分级图

2002 年牛津大学循证医学中心将临床研究的证据水平从高到低定为 1～5 个等级，并对应地推出 GRADE 证据推荐级别标准，分为从高到低分为 ABCD 四个等级，其对应关系见表 9-2。

表 9-2 牛津大学循证医学证据水平和推荐级别表

推荐级别	证据水平		
A	1a	1b	1c
B	2a，3a	2b，3b	2c，3c
C	4		
D	5		

在该推荐中对证据水平的分类有非常详细的具体说明，由于篇幅限制，本文不赘述，可查阅文献获得。

证据是循证医学的核心，要正确确认和评价证据，才能使这些证据成为我们诊疗的坚实基础。实质上即是要求对各相关研究所有的研究方法进行细致的评价，看其研究设计是否采用随机、盲法，指标是否敏感、实用、可信，对干预措施效果评价是否真实并切合实际，各相关研究综合评价分析是否恰当，结论是否合理，研究结果的成本-效益是否较高。只有对所有相关的证据进行详细的评价，才能真正提供能够指导临床实践的客观证据。循证医学的局限性在于临床上对某些患者的情况难以用严密的研究设计去要求，必须在医学伦理学的框架内进行研究。

三、 循证医学在康复医学临床实践指南及临床路径中应用

临床实践指南（clinical practice guideline）是人们根据特定的临床情况，系统制定出的帮助临床医生和患者做出恰当处理的指导意见。特定的临床情况包括疾病或症状；系统地制定是指依据循证医学强有力的证据、通过恰当的统计学分析方法、凝集临床专家的诊疗经验和患者可接受的医疗服务研究制定所得；帮助临床医生和患者作出恰当处理指通过这种方式获得的指导性意见既可规范医生的诊疗过程、明确医生责任、比较诊疗效果，又可减少患者不必要的医疗花费，节省医疗资源，明了住院日程和预后，获得明白的安全医疗保障和最佳服务。因此，产生和建立临床实践指南的方法与过程就非常重要，需要大量的研究证据以及对证据等级的评价，然后对其实施过程再评价以便随着诊疗技术的进步不断更新。研究显示，英国、美国、加拿大等国已经具有了比较成熟的临床实践指南研究、建立和发展体系。而我国截至 2007 年约有 143 个中国自己的疾病或症状临床实践指南，其中仅有 27 个指南源于循证医学证据，并且对证据等级还没有进一步评估，因此，我国当前临床实践指南还有待于进一步提高质量。近些年，国家卫生部提出了临床路径医疗管理模式，临床路径（clinical pathways，CP）是指医生、护士及其他健康相关专业人员针对某个国际疾病分类（ICD）中对应病种或手术，以临床实践指南为基础，以预期的治疗效果和成本控制为目的，制定有严格工作顺序和准确时间要求的程序化、标准化诊疗计划，以规范医疗服务行为、减少医疗资源浪费，保障患者获得最佳医疗护理服务，使医疗成本-效益最佳化的管理模式，也就是对绝大多数常见多发疾病或手术保障医疗质量、降低医疗成本的普适性规范诊疗计划。因此，临床路径就是在临床实践指南的循证医学基础上，形成有效的常见病、多发病临床诊治集约模式。近几年我国康复医学工作者在参考国内外临床实践指南的基础上出台了一系列疾病康复诊治临床路径，比如 2014 年推出了"脑卒中康复临床路径"，2016 年推出了 11 种疾病的康复临床路径，截止到 2017 年 7 月已经有更多疾病建立了康复临床路径，充分反映了我国康复医学的快速发展。严格遵循循证医学的规则发展建立临床实践指南和临床路径也是康复医学规范化诊治的必由之路。

第六节 医学综述和科研论文写作

一、 文献综述写作

综述也称文献综述（review），是指综合分析报道已公开发表的某一专题的研究结果，对某学术领域或某一课题国内外发展的最新进展和趋势进行归纳、总结、预测分析，提出作者的见解，为关注或从事该领域研究的科研人员提供参考的论文。它反映所写专题的历史全貌、最新进展以及存在的问

题和发展方向。目前综述分两类，即叙述性文献综述和系统评价。

（一）写作综述的意义

1. **训练科学研究素质**　通过研读科学研究文献，学习科学研究的研究思路和方法，提高阅读期刊文献和专业知识水平，训练科学论文写作和文字表达能力。

2. **了解学科进展**　通过综述写作可对某一学术专题的研究现状和前沿有较全面的了解，为进一步深入研究打下基础。

3. **为申报科研课题打下基础**　通过综述写作，了解学科前沿和当前存在问题，据此研究设计新的科研课题，继承和开拓新的研究项目。

（二）综述的写作步骤

1. **选定主题**　选题要新颖，最好是目前研究的热点，反映该领域研究的方向，能够较全面、准确地表述主旨、内容等。

2. **查找、收集和阅读文献**　查找文献可就选题通过网上查找，也可通过阅读综述顺藤摸瓜，再研读参考文献中相关文献及增补新文献。目前医学文献库以 pubmed、pubmed plus high wire、中国知网及万方数据库等较为权威，可据此查找相关论著全文，还可在主题领域中几种权威杂志中查找，然后仔细研读、记录、分类、综合、总结。方法决定文章的可信性，一篇文章值得阅读的重点在于其研究目的以及围绕研究目所开展的研究方法是否合理，是否能够解决研究问题以及各种偏倚如何控制等方面，而不是看研究假说是否成立，结果是否有价值，讨论是否精彩。只有确认实验设计和方法可靠、科学后，才能判定这篇文章的质量水平，在阅读大量此类文章的基础上才能写出较为客观的文献综述。在写综述时要指出所读文献的合理与不合理处，以增强综述的报告性，并为读者批判性阅读提供线索。

3. **草拟提纲**　在研读文献的基础上，将相关内容按顺序、层次、方法、过程或历史沿革等不同方式归纳整理，列出提纲，在每一小纲目中点明中心思想及主要论据，表述不同方法得出不同结论的研究事实，分析评判研究文献的价值和结论。

4. **写作成文**　按提纲填充具体内容，前后连贯、呼应，写作具有逻辑性，表达流畅，完成全篇综述写作。

二、科研计划书的撰写

科研课题一旦确定，接下来的工作就是撰写一份科研计划书。科研计划书是开题报告，它既阐明了研究课题的分阶段、分步骤的细化工作，也是研究申请所必备的文字材料。一份完整的医学科研计划书应该包含有题目、立题依据、研究目的、设计方案、研究对象、研究方法、预期结果、伦理问题、经费计算、进度安排等方面的内容。

一般来说，医学科学计划书应该包括两部分内容：即一般项目和主要项目。一般项目包括：研究类型（基础研究、应用基础研究、应用研究等）、课题名称、承担单位、课题负责人、主持部门、起止年月、通讯地址、电话号码、E-mail 地址和申请日期等。医学科研计划书撰写中对于题目的要求是新颖、简洁、明了、突出自身的特点并体现出课题相关实验的处理因素、受试对象和实验效应。主要项目应包括以下部分的内容。

1. **立题依据**　立题依据是科研计划书的主要组成部分。在该部分中，申请者应该提供项目的背景资料，阐述该申请项目的研究意义，国内外研究现状，主要存在的问题以及主要的参考文献等。

2. **研究方案** 研究方案中包括研究目标、研究内容、拟采用的研究方法、技术路线、可行性分析、项目的创新之处、年度计划及预期进展、预期成果等。

3. **研究基础** 这部分内容包括：①与本项目有关的研究工作积累和已取得的研究成果；②已具备的实验条件，尚缺少的实验条件和拟解决的途径；③申请者和项目组成员的学历和研究简历，已发表的与本项目有关的论文论著，已获得的学术奖励情况以及在本项目中承担的任务等。

4. **经费计算** 在计划中应明确经费的支出科目、金额、计算的根据及理由。它包括：科研业务费、仪器设备费、实验材料费、实验室改装费、协作费、项目实施费等。

5. **其他内容** 在项目申请书的最后，还有一些其他的项目，包括申请者的承诺、专家推荐意见，以及申请者单位和合作单位审查意见等。当这些项目都写清楚或填写完成后，一份完整的医学科研计划书或项目申请书才算完成。

三、 医学科学研究论文撰写

科学研究论文是以文字的形式对所做科研工作的总结和表达，是提供新的科学信息和科学证据以及推广和交流科研成果与临床经验的主要方式。

（一）医学科学研究论文写作基本格式

医学论文通用格式包括：题目、作者、作者单位、研究项目支持、中英文摘要、关键词、前言、材料（对象）与方法、结果、讨论、结论、致谢、参考文献。

1. **题目** 基本要求是简明、准确并醒目地反映主题。在论文题目里要用最少的字数提供忠实于科研结论的最大信息量，甚至道出研究的结论。目前，国内核心期刊杂志一般要求字数在 20~25 之间。

2. **摘要** 规范学术期刊中文摘要要求包括四部分：目的、方法、结果和结论。各部分冠以相应的标题，用第三人称书写，字斟句酌，精炼明确。在方法部分要提供统计学方法和显著性检验水平界定，结果中数据要标出统计学显著性水平。字数在 400 字内。对于中文医学科学研究论文而言，英文摘通常是忠实于中文摘要的翻译稿，以便供英文医学索引检索。

3. **关键词** 每篇论文应写出 3~5 个反映研究内容的关键词，关键词选用主要依据"index medicus"（医学索引）的医学主题词表。这些关键词用于主题索引检索查找文献之用，要仔细选定。

4. **前言（引言）** 是研究论文的开篇部分，需用简短、确切的语言说明研究背景和研究目的、研究假设。国内核心期刊杂志一般要求在 300~500 字间。

5. **材料（对象）与方法** 是描述研究设计的部分。设计有问题，研究结果就失去了可信性和价值，所以要写明试验方法；研究对象、入选标准和排除标准；一般特征、样本大小、分组情况及随机性；研究场所、实验方法及其可信性和质量控制；是否采用盲法及具体实施方法；检测指标的标准及各环节控制偏倚的措施等。采用的统计软件包、统计方法、表示方法和显著性检验水平也应详细列出。

6. **结果** 结果常是将测得的原始数据记录归纳整理后经统计学分析得出。用表格和图示显示，并附以简明文字说明。

7. **讨论** 讨论部分一般是就主要结果提出论点进行讨论，并与既往文献研究结果进行对比，指出其创新点和局限性。切忌夸大研究结果、贬低他人或断章取义、错误引用文献。同时也要注意文笔的逻辑表达和书写流畅。

8. 结论 是对研究结果的高度概括和总结，要贴切、恰如其分，不可大而空，更不可是结果的重复。

9. 参考文献 参考文献的多寡和质量同样也可反映研究论文的质量。国际上有关参考文献的规定按照《文后参考文献著录规则》要求，采用顺序码方法。依照在文内出现的先后顺序用方括号内阿拉伯数字顺序标出。也有期刊杂志要求按"字母序列"方法，以作者姓名的第一个字母的顺序依次标出。参考文献要求引用全文、原著，不要引用摘要或未公开发表的资料以及二次文献、网上非科学文献资料。

（二）科学研究论文写作

将科学研究成果以论文形式在公开发行的科学学术刊物上发表，是科学研究的重要一环，也是科研成果得到公认的必经步骤。好的科学论文应具备以下条件：拟定题目醒目、简明、有创意且紧扣主题，研究设计缜密严谨，研究结果客观真实，分析讨论符合逻辑、科学推理，论证恰如其分，结论适当，文笔简洁、流畅、雅致，层次清楚。按照论文的书写格式要求，严谨认真地进行写作、修改、再修改，最终完成一篇优秀的科研论文。

（黄力平　姚黎清）

第十章
康复医学科的设置和常用设备

我国的康复医学从 20 世纪 80 年代初起步，经过了 30 多年的发展，在综合医院里康复医学科的历史从无到有，数目从少到多，规模从小到大，覆盖从科到院，治疗从点到面，质量从低到高，已逐步走向正规化管理的轨道。特别是在 2011 年 4 月原卫生部制定了《综合医院康复医学科建设与管理指南》（卫医政发〔2011〕31 号）和《综合医院康复医学科基本标准（试行）》（卫医政发〔2011〕47 号），进一步指导和规范了我国综合医院康复医学科的建设，同时，国家在康复医学领域的政策支持也极大地促进了学科的发展。

随着社会发展和人民生活水平的不断提高，人们对健康与生活质量的要求越来越高，对各种慢性病、老年病、伤病与残疾者的功能障碍恢复的要求越来越迫切，因而对康复医学方面的需求也越来越大，所以，康复医学的发展必须满足我国社会现代化发展的需求。

康复医学科的设置与规模一方面与软件，即医师、治疗师、护士等专业人才的数量和质量密不可分；另一方面也与硬件，即场地大小和仪器设备的多少与优劣等息息相关。康复设备是康复医学科生存与发展的必备条件，现代康复需要大量普通的或高精尖的康复仪器设备来为患者进行功能评定和治疗。

第一节　康复医学科的设置

一、　康复医学科的功能与作用

综合医院康复医学科是在康复医学理论指导下，应用功能评定和物理治疗、作业治疗、言语治疗、认知治疗、心理康复、传统康复治疗、康复工程等康复医学诊断和治疗技术，为患者提供全面、系统的康复医学专业诊疗服务的临床科室。

综合医院应当根据医院级别和功能提供康复医疗服务，以疾病、损伤急性期与恢复早期的临床康复为重点，与其他临床科室建立密切协作的团队工作模式，选派康复医师和治疗师深入其他临床科室，提供早期、专业的康复医疗服务，提高患者整体治疗效果，为患者转入专业康复机构或回归社区、家庭做好准备。同时，综合医院应当与专业康复机构或者社区卫生服务中心建立双向转诊关系，实现分层级医疗，分阶段康复，使患者在疾病的各个阶段均能得到适宜的康复医疗服务，提高医疗资源的利用效率。

二、　康复医学科的实施体制

随着改革开放的不断深化、老龄化的问题日趋严重以及慢性病的管理越来越被重视，综合医院康复医学科的建设和实施体制一定要与不同时期的国家政策和医学模式变化相适应。

（一）医疗卫生体制变革对康复医学科实施体制的影响

在过去 30 多年里，随着医疗卫生服务体系的发展，以预防、临床、康复、保健的医学模式逐步被接受和认可。反映了康复医学在医疗健康体系中的地位和作用。在计划经济时期，医疗服务体系是由特定的组织与管理方式决定的，突出"预防为主"，重视公共卫生事业发展。绝大多数综合医院的康复专业科室均以"门诊理疗科"的形式存在，由于总体投入和专业技术教育不足，致使总体规模和专业技术水平较低。改革开放以来中国医疗卫生体制发生了很大变化，1996 年卫生部下发了《综合医院康复医学科管理规范》，之后，综合医院康复医学科逐步形成了以门诊、病区、床旁康复和康复治疗室为基本模式的适应性体制。

（二）综合医院康复医学科的体制建设

1. 设立独立的一级临床科室——康复医学科，作为全院开展和推动临床康复工作的核心要素，逐步培养康复亚专科队伍，使康复医疗覆盖于所有的临床学科。

2. 单独设置非临床型的康复科室，未设置康复病区，主要从事门诊康复医疗，可根据医院的特点和发展需求，有选择性地开展床旁康复服务。

3. 附属于其他临床科室的康复治疗组。例如隶属于脑系科的卒中单元或隶属于运动医学科的康复治疗小组，主要开展某一专业的康复治疗。

（三）发展适合国情的康复医学科

1. 建立与周边社区的分级诊疗体系，实现综合医院康复医学科与社区康复相结合的康复医疗服务，基本建立符合国情的基层首诊、双向转诊、急慢分治、上下联动的康复医疗体制。

2. 实施卫生系统、民政系统、残联系统的康复医疗机构间的协作。

3. 开展有中医特色的康复治疗技术。中医有着广泛的群众基础，针灸治疗在疼痛控制和肌力恢复方面尤其独特性，开展中西医结合的康复医疗服务，采用循证医学的方法研究中西医结合的康复模式，推进康复技术的发展。

（四）康复医学科实施体制中现存的问题

1. 医疗服务价格形成机制与快速发展的专业技术之间的矛盾。

2. 城镇医疗保险对康复治疗项目的覆盖。

3. 康复医疗服务的公共性质与商业化、市场化服务方式之间的矛盾。医疗卫生的普遍服务性质，决定了康复医疗必须能够及时满足每一位患者的需求，因此该服务体系应该是多层次、布局合理的。

4. 康复治疗师专业系列的建立和培养问题。康复医学的快速发展，使得康复治疗专业逐步细化，而经济效益和薪酬待遇在现有体制下制约了治疗师专业系列的建立和培养。

三、 康复医学科设置的基本原则

1. 根据卫生部《医疗机构诊疗科目名录》，康复医学科设置为一级诊疗科目，不设二级专业分科。

2. 随着社会与经济的发展和2011年原卫生部《综合医院康复医学科建设与管理指南》的实施，二级以上综合医院应当按照《综合医院康复医学科基本标准》独立设置科室开展康复医疗服务，科室名称统一为康复医学科。

3. 基层卫生服务机构逐步向医疗、预防、保健、康复、健康教育和计划生育技术指导"六位一体"功能转化，鼓励一级综合医院设置康复医学科，并能够开展基本康复医疗服务和残疾预防、康复相关健康教育。

四、 康复医学科的组成部分

综合医院康复医学科一般应设立独立的门诊、康复评定与治疗室、病房三部分。门诊设置专门的诊察室接诊患者，并提供咨询服务等工作；治疗区域至少需设置具备临床康复评定功能的物理治疗室、作业治疗室、言语治疗室、传统康复治疗室、康复工程室等，有条件者可增设功能评定室、认知治疗室、心理治疗室、文体治疗室等，以更好地为患者提供全面的康复治疗；病房一般按照医院床位数2%～5%的比例开设病床，开设病房能更好地满足医疗、教学、科研的需要。规模较小的康复医学科可不建立病房，但应设置专科门诊，并根据具体情况设置理疗室、运动治疗室或与针灸推拿等传统康复治疗手段结合起来，以满足院内住院患者和门诊患者的需求。

综合医院康复医学科应当采取适宜技术开展以下康复诊疗活动：①疾病诊断与康复评定，包括伤病诊断，肢体运动功能评定、活动和参与能力评定、生存质量评定、运动及步态分析、平衡测试、作业分析评定、言语及吞咽功能评定、心肺功能评定、心理测验、认知感知觉评定、肌电图与临床神经电生理学检查等；②临床治疗，针对功能障碍以及其他临床问题，由康复医师实施的医疗技术和药物治疗等；③康复治疗，在康复医师组织下，由康复治疗师、康复护士、康复工程师等专业人员实施的康复专业技术服务，包括物理治疗（含运动治疗和物理因子治疗）、作业治疗、言语治疗、认知治疗、传统康复治疗、康复工程、心理治疗等。综合医院应当鼓励运用中医药技术和方法开展康复服务。

五、 康复医学科的人员组成

（一）构成

康复医学科的人员配备主要是：康复医师、护士、物理治疗师、作业治疗师、言语治疗师，在规模较大的康复医学科或康复中心应配备心理治疗师、支具与矫形器师、文体治疗师、社会工作者等。

（二）比例

对于设置病床的二、三级综合医院，人员比例按照科室的病床数、门诊量和治疗量配备康复医师、护士及康复治疗师。一般每床至少配备0.25名医师、0.5名康复治疗师、0.3名护士，其中至少有1名具有副高以上专业技术职务任职资格的医师及1名具备中医类别执业资格的执业医师。对于规模较小而未设置病房的康复医学科至少应有1～2名康复医师和2～4名治疗师，才能更好地配合开展康复医学诊疗工作。

（三）资质

1. **康复医师** 具有医师资格证书后，经注册具有康复医学专业的执业范围的医师执业证书。鼓励其他执业范围的医师,通过规范化培训转为康复医学科医师。

2.**康复治疗师** 高等或中等专业学校康复治疗专业毕业生,或通过全国卫生专业技术资格的康复治疗师(士)考试并取得康复治疗师(士)资格证书者。

3.**康复护士** 基本同临床各科护士要求,有条件的应接受康复医学的专业培训或继续教育学习。

4.**其他** 支具与矫形器师、心理治疗师、社会工作者等也须有相关专业的毕业证书和专业技术资格认证。

六、 诊疗场地与设施

1. 根据原卫生部《综合医院康复医学科基本标准(试行)》,三级综合医院康复医学科门诊和治疗室总使用面积不少于1000平方米。二级综合医院康复医学科门诊和治疗室总使用面积不少于500平方米。

2. 康复病房的基本设施与要求与其他学科基本相同,每床使用面积不少于6平方米,床间距不少于1.2米,以方便轮椅和推车通行。

3. 康复医学科应设在医院中功能障碍患者容易抵离的处所,根据实际情况和条件,治疗室既可采取门诊、住院共用的设计方式,也可以在门诊部、住院部分别设置。

4. 康复医学科门诊、病区及相关公用场所应当执行国家无障碍设计规定的相关标准,通行区域和患者经常使用的诊疗室、楼梯、台阶、坡道、走廊、门、电梯、厕所、浴室等主要公用设施应采用无障碍设计和防滑地面,室外走廊或过道应允许轮椅和推车通行无阻,通道走廊的墙壁应装有扶手装置。

5. 康复医学科特别是治疗室的地板、墙壁、天花板及有关管线应易于康复设备及器械的牢固安装、正常的使用和经常检修,部分器械的使用如高频电疗室还应注意绝缘和屏蔽。

6. 治疗室应有良好的通风和室温调节设备,对于不同功能与作用的治疗室应进行一些装饰,色彩的设计与布置应有利于患者的治疗与训练。

第二节 康复医学科的常用设备

一、 设备分类

1. 功能评定设备包括心肺功能、运动功能、感觉功能、日常生活活动能力、认知功能、语言功能、吞咽功能等评定的设备。

2. 治疗与训练设备用于运动治疗、物理因子治疗、作业治疗、日常生活活动训练、语言训练、吞咽训练、认知训练和文娱训练等治疗与训练的设备。

3. 辅助矫形设备包括各种支具、矫形器、假肢与辅助器具、压力衣材料以及它们的生产设备。

二、 各室的常用设备

（一）功能评定室

1. 测量关节运动范围的器具包括常用的通用量角器、方盘量角器、手指量角器、直尺、量规等，以及现代化的电子量角器等。

2. 测量肌力的器具包括：①机械测力计，如手握力计、指捏力计、背拉力计等；②电子测力仪；③等速肌力测定训练装置等。

3. 生物力学检查仪器包括：①平衡检测仪；②步态分析仪；③动作分析仪；④测力平台等。

4. 电生理学检查仪器包括：①针极肌电图仪；②诱发电位检查仪；③强度 - 时间曲线测定仪；④表面肌电测定仪等。

5. 心肺功能及代谢当量测试设备包括：①肺功能测定仪器；②功率自行车；③活动平板；④多导联心电图仪等。

6. 其他设备如血压计、计步器、人体磅秤、身高尺、卷尺、秒表、皮脂厚度测量仪等。

康复评定对康复计划的制订、康复效果的评价起着不可缺少的作用。因此，必须配备一定数量和质量的评定设备，才能对患者的功能障碍的部位、性质、类型、程度等进行科学的评定，并指导康复治疗。

（二）运动疗法室

1. **基本设备** 包括平行杠、抽屉式阶梯、训练用阶梯、训练用斜板、训练用垫、肋木、姿势矫正镜、训练用棍、训练用球、手支撑器、按摩床、PT 床、各种多体位多功能康复训练床等。

2. **增强肌力训练用设备** 包括不同重量的沙袋及哑铃、不同弹力的弹力带与弹力绳、悬吊装置、Thera-band 训练区、墙壁拉力器、划船器、功率自行车、股四头肌训练仪、等速训练仪、多功能肌力训练器、上下肢智能训练器、四肢联动全身功能训练器、MOTOmed 康复治疗设备等。

3. **增加关节活动范围设备** 包括多功能牵引吊架、垂直律动床、滑轮装置、各关节被动训练器、肩梯、肩关节旋转器、前臂旋转器、腕关节环转器、腕关节屈伸活动器、上肢多功能组合训练桌、髋关节旋转器、踝关节屈伸活动器、站立位踝关节矫正板等。

4. **平衡、站立、移行训练设备** 包括平行杠、平衡垫、平衡板、摇晃板、平衡训练球、姿势平衡仪、电动起立床、站立架、下肢智能训练器、减重步行训练系统、下肢机器人、训练用扶梯、各种拐杖、各种助行器与轮椅等。

5. **增强耐力设备** 包括训练用功率自行车、活动平板、呼吸训练器等。

6. **其他设备** 包括颈椎牵引装置、腰椎牵引床、牵引熏蒸床、牵引按摩床等。

通过以上设备，在物理治疗师的指导下进行治疗和训练，可以改善和提高患者的躯干与肢体的活动度、肌力与耐力、平衡功能、协调功能、转移功能与行走功能等。运动疗法室的设计应有足够的空间，宽敞明亮，各种设备的摆放布局合理，以有利于治疗师与患者的互动和治疗的方便使用。

（三）理疗室

1. **低频电疗** 包括低频脉冲电疗仪、神经肌肉电刺激电疗仪、痉挛肌治疗仪、经皮神经电刺激治疗仪、经颅直流电刺激仪（tDCS）、肌电生物反馈治疗仪等。

2. **中频电疗** 包括音频电疗仪、电脑中频治疗仪、药物导入治疗仪、立体动态干扰电疗仪等。

3. **高频电疗** 包括短波治疗仪、超短波治疗仪、微波治疗仪、毫米波治疗仪等。

4. **光疗** 包括红外线治疗仪、红外线偏振光治疗仪、全科治疗仪、紫外线治疗仪、氦氖激光治疗仪、激光治疗仪、半导体激光治疗仪、二氧化碳激光治疗仪等。

5. **磁疗** 包括旋磁治疗仪、电磁疗机、磁震热治疗仪、经颅磁刺激治疗仪、激光磁场理疗仪等。

6. **超声波治疗** 包括超声波治疗仪、超声药物离子导入治疗仪、超声脉冲电导治疗仪等。

7. **蜡疗** 包括蜡疗袋、各种传统与现代的蜡疗机等。

8. **其他设备** 包括水疗设备、冷疗机、砂疗仪、泥疗仪、压力治疗仪、振动治疗仪、脉动治疗仪、冲击波治疗仪、电热按摩治疗机、湿热敷治疗仪、中药熏蒸仪、音乐电疗仪等。

在我国，理疗设备在康复医学科还是必不可少的，主要用于常见的炎症、痛症、慢性病、老年病的治疗和康复。对于神经、肌肉原因引起的瘫痪、骨关节病等配合运动疗法等训练能获得更好的效果。

（四）作业治疗室

1. **上肢及手作业器材** 如 OT 桌、砂磨板、插板、螺栓、套圈、手指功能训练器、前臂旋转训练器、握力器、捏力器、分指板、楔形垫、肩抬举训练器、上肢协调功能训练椅子、上肢推举训练系统、滚桶、上肢多关节运动训练系统等。

2. **工艺治疗用器材** 如黏土及陶器制作用具、竹编或藤编工艺用具、绘画、图案、书法用品用具等。

3. **职业技能训练用器材** 如电脑、打字机、缝纫机、锁边机、电子元件组装器材、制图用器材、木工器材、机械维修基本工具、纸盒加工器材等。

4. **日常生活活动训练器具** 如食具、厨房用具、家用电器、梳子、毛巾、上衣、裤子、模拟厕所和浴室设备、自助具等。

5. **支具矫形器** 用于训练用的上肢支具与矫形器等。

6. **认知训练用具** 如不同大小形状的物体、照片、图画，各种色彩的卡片、纸张、笔墨、地图、火柴、积木、小球、胶泥，计算机辅助认知训练系统，智能虚拟现实训练仪、VR 虚拟情景互动系统等。

7. **环境控制系统** 如声控、气控系统等。

8. **文娱治疗用具** 常用的各种球类如乒乓球、篮球、排球、足球以及一些娱乐性器材如琴、棋等。

作业治疗往往与认知训练和文娱训练相结合，因此一般不必另设认知治疗室和文娱治疗室，文娱治疗还可利用户外进行活动。

（五）言语治疗室

听力计、录音机、语言评定用具也是言语治疗用具，如实物、言语训练卡片、纸、笔、矫形镜、交流画板，以及计算机辅助语言训练系统（汉语失语症心理语言评估与训练系统，失语症镜像神经元评测训练系统）等，有的与认知评定和治疗用具相同。言语治疗室应采用隔音设施。

（六）吞咽障碍治疗室

各种吞咽评估与治疗设备，如吞咽评定系统、无线表面肌电系统、吞咽言语诊治仪、脉冲静电按摩治疗仪、球囊扩张技术设备，各种大小的勺子，呼吸训练器，辅助设备，如舌肌康复器、发声笛、说话瓣膜、气脉冲等。

（七）心肺功能训练室

功率自行车、活动平板、呼吸训练器、四肢联动全身功能训练仪、康复评估训练跑台、气动训练设备软件管理系统、等速肌力测试训练系统等。

（八）支具与假肢、矫形器、辅助器具、压力衣室

包括支具、假肢、矫形器、辅助器具、压力衣的材料，制作工具，形器、下肢矫形器等，护具如肩吊带、腰围、颈托、护膝、足部矫形鞋垫等，辅助器具如行走辅助器具、生活辅助器具、听力及语言辅助器具、低视力辅助器具等，假肢如上/下义肢、现代智能假肢、外骨骼支架等，压力衣则包括头面部、躯干、四肢局部或整体压力衣、可穿戴技术肢体训练系统。

以上设备在三级以上综合医院中规模较大、功能齐全的康复医学科是应基本配备的，二级以下医院的康复医学科可根据当地的需求和自身的条件从中有选择性地购置，也可由假肢、矫形器专门制作部门的工程技术人员上门定制与安装使用。

（罗盛飞　韦　玲）

第十一章
康复医学科诊疗工作常规

第一节 康复医学科的病历和治疗处方书写常规

一、临床病历书写及医嘱书写

病历书写是指医务人员通过问诊、查体、辅助检查、诊断、治疗、护理等医疗活动获得有关资料，并进行归纳、分析、整理形成医疗活动记录的行为。康复医学是一门以解决各种功能障碍为主的综合学科，所诊治的康复对象大多来自于神经内、外科与骨科等临床专科，因此病历的书写既要重点反映康复医学科功能性的特点，又要体现临床相关专科疾病的特点，符合规范化管理的要求。康复治疗师要熟悉康复病历的内容，能够从中获取对康复治疗有用的相关信息。

（一）住院病历书写

住院病历主要包括对患者进行问诊、体格检查、功能评定、各种实验室检查、影像学检查、临床诊断、康复诊疗计划等几方面。住院病历书写的具体内容与要求如下。

1. **一般资料** 包括姓名、性别、年龄、婚姻、职业、籍贯、民族、住址（或工作单位）、联系电话、入院日期、记录日期等，病史陈述者（如患者不能自述病史时，还要记录陈述者与患者的关系）及可靠性等。

2. **主诉** 主诉反映患者就诊时最主要的症状、功能障碍及出现的时间。从发生到经过，用简明扼要的文字进行概括，通常仅用一两句话来表达。如脑卒中偏瘫患者的主诉是"脑出血后左侧肢体不能活动半个月"。腰椎间盘突出患者的主诉是"腰痛伴右下肢麻痛、行走困难10天"。一个简明扼要的主诉可以提示是哪个系统的疾病，疾病的性质如何，导致了什么样的功能障碍，以及有多久了。

3. **现病史** 应围绕主诉，叙述疾病、损伤或残疾发生的原因、时间、经过，症状出现的部位、性质与程度，症状的变化，伴随症状，疾病的趋势与诊治的经过，并了解患者的适应情况。与一般病历所不同的是要侧重描述：①身体伤病原发的部位及由此造成功能障碍的部位与范围、时间；②功能障碍的内容、性质和程度；③功能障碍对患者日常生活和社会生活方面产生的影响；④疾病的趋势与以往诊治的情况，病情是逐步减轻还是加重，还是时好时坏，以及以往的临床检查、诊断和功能评定、是否接受过康复治疗、效果如何等。这些对本次的诊断和了解残疾的发展及预后的判断也有帮助。

4. **过去史** 指患者过去的健康情况及患过何种疾病，尤其注意神经系统、骨关节与肌肉系统、心血管系统、呼吸系统等。重点记录与现在疾病的病情相关的病史如外伤、手术等，以便了解患者之前的基础功能水平。

5. **个人史** 包括精神状况、生活方式、饮食习惯、嗜好、文化程度、专业、工作经历、收入、居住条件等。详细的个人史有助于了解患者对康复治疗的依从性，从而为其制定适合的康复目标和治疗计划，并有助于对患者是否能重返家庭或工作岗位等进行咨询或指导。

6. **月经生育史。**

7. **家族史** 了解患者父母、兄弟、姐妹健康状况，有无与患者类似疾病，有无家族遗传倾向的疾病。

8. **体格检查** 应包括临床体格检查的全部内容，并按照系统循序进行书写。

9. **功能评定** 根据不同的疾病和功能障碍进行专项评定并记录。如脑卒中患者伴有偏瘫和失语症应进行偏瘫功能评定、日常生活活动能力的 Barthel 指数评定、功能独立性测量（FIM）、言语功能评定；骨关节、肌肉或周围神经疾病应进行关节活动度、肌力评定；脊髓损伤进行感觉功能、运动功能等专项评定。功能评定有助于康复目标与治疗计划的拟订和疗效的评估。

10. **诊断** 包括临床诊断和功能诊断。临床诊断应根据临床各专科疾病的诊断标准作出。功能诊断一般包括身体功能和结构受限、活动受限和参与受限等水平的内容，目前我国尚无统一的康复医学功能诊断的标准和名称。

11. **康复诊疗计划** 根据患者的临床诊断和功能诊断，对存在的具体临床与功能问题，确立短期和长期的康复目标，制订相应的康复治疗方案。

（二）门诊病历书写

按照门诊病历规范要求，门诊病历首页内容应当包括患者姓名、性别、出生日期、民族、婚姻状况、职业、工作单位、住址、药物过敏史等项目；病历书写内容应包括就诊时间、主诉、现病史、既往史、查体和专科情况（功能障碍的主要表现）、相关辅助检查的结果、诊断、处理方法（包括临床用药及康复处方）和医生签名等。

（三）医嘱书写

康复医嘱主要包括药物治疗医嘱与康复治疗医嘱，书写时应遵循药物处方或康复治疗处方书写的原则与要求。

二、 康复治疗记录书写

康复治疗记录是康复治疗师诊治患者情况的记录，至少包含四种意义：①患者康复治疗的证明；②患者康复治疗的说明；③第三付费者的参考；④评估治疗效果的依据。因此，应规范化书写。

（一）康复治疗记录的内容

康复治疗记录通常包括六大类内容：①和患者健康状态有关的资料（包括主观资料和客观资料。主观资料是指患者或患者代表所告知治疗师与患者疾病或功能相关的信息；客观资料是指以测量、测验、观察等方式收集到的资料，这些资料可被具有相同经验的医务人员所复制或示范）；②患者需接受康复治疗的问题；③因应患者问题而定的治疗计划；④治疗计划的目标；⑤治疗计划的实施记录（可以证明治疗计划有被执行）；⑥治疗计划的治疗效果或结果。

（二）SOAP 格式康复治疗记录

目前最常用的康复治疗记录整理与书写格式为 SOAP 格式。S（subjective）为主观资料记录区；O（objective）为客观资料记录区；A（assessment）为评估记录区，记录治疗师对主观及客观资料所做的解释、临床判断及设定功能性治疗结果及目标；P（plan）为计划记录区，陈述对患者的治疗计划或在下次治疗时会做些什么。

（三）康复治疗记录撰写的指导原则

1. **康复治疗记录撰写的总体原则**　康复治疗记录撰写应遵循以下总体原则：①准确；②简洁；③清晰；④及时；⑤使用黑色墨水；⑥用正确方式修改，不能涂改；⑦使用方便但不引起歧义的专业术语缩写；⑧签名及日期。

2. **主观资料撰写的指导原则**　主观资料撰写应遵循以下具体原则：①需记录资料是由谁提供的；②相关性或关联性；③动词的准确使用（表示、描述、否认、诉说）；④记录患者的困惑、否认、对治疗的态度及不满言辞时，需直接引用患者的原话。

3. **客观资料撰写的指导原则**　客观资料的撰写应遵循以下具体原则：①重复在初始检查时所做的测验及评量以记录患者对治疗计划的反应；②记录结果可使读者能很容易地和初始检查、之前的检查报告或记录中的结果相比较；③慎写描述患者功能表现的文字，使读者能清楚知道患者的功能；④描述康复治疗人员所提供了的技术性服务；⑤在描述所提供的介入时，要有足够详细的说明使得其他的康复治疗师或治疗实习生可以重复相同的介入；⑥包含每个介入的目的及患者的反应，此信息将对找出最有效治疗步骤的研究有所帮助；⑦包括所有提供给患者的书面材料的复印件，曾提及的、提供给或卖给患者的任何辅助器具。

4. **治疗结果及康复目标撰写的指导原则**　撰写治疗结果及目标时必须包含：①功能动作或表现；②可评量的标准；③预期完成的期限。

5. **介入计划撰写的指导原则**　介入计划撰写时遵循的原则为：①介入计划应与短期目标及长期目标相关，应包含达到预计目标的频率及持续时间；②为达到康复目标所需的治疗手段，包括物理疗法、运动疗法、作业疗法、语言治疗、康复工程、心理治疗、认知治疗、吞咽治疗、传统针灸推拿治疗等，并适当安排治疗量；③康复干预措施的选择应遵循康复治疗处方的要求，尽可能具体。

（四）物理治疗记录举例

以下是一个比较规范的物理治疗记录，供大家参考。

患者姓名：王××　　　性别：男　　　年龄：42 岁　　　门诊号：2015006638

发病时间：2014 年 12 月 20 日联系电话：13710892×××

临床诊断：右侧股骨粗隆滑液囊炎

S:

1. 主诉：患者主诉右髋疼痛 7/10，外展无力，不能独立行走及上下楼梯。

2. 病史：患者表示 2 周前没有明显的原因右髋开始疼痛，否认有运动损伤史，临床诊断为股骨粗隆滑液囊炎。

3. 居家情况：与妻子及女儿同住。家住 2 楼，无电梯。

4. 生活方式：患者是某银行大堂经理，平常驾车上班。

5. 患者目标：患者希望在 4 周内，可以由单位停车场走到大堂上班，在家可独立上下 2 层楼梯。

O：

1. MMT：右髋外展肌 3/5，其余正常。
2. ROM：右髋各方向主被动关节活动度均正常。
3. BBS：35/56 分。
4. 功能活动：患者可独立完成各种转移，借助辅助器具可以独立行走。

A：

1. 物理治疗诊断：患者右髋外展肌无力及不适造成负重行走及上下楼梯的能力受到限制。
2. 长期目标：8 周内，可以由单位停车场走到大堂上班；不使用扶手上下两层楼梯。
3. 短期目标：

（1）在 3 周内，能够走两条街的距离且只有轻微的跛行，同时，疼痛评估为 3/10；能使用扶手爬一层楼梯且疼痛评估为 3/10。

（2）在 4 周内，右髋外展肌的肌力增加至 5/5。

P：

1. 在右股骨粗隆滑液囊施予超声波治疗，$1MHz/0.7w/cm^2/5min/CW/$ 低温，以增加循环、降低发炎反应及不适。
2. 右髋外展训练，使用 SET，加强右髋外展肌肌力至 5/5。
3. 居家计划，包括渐进性的负重行走及上下楼梯活动，在不加重滑液囊炎的情况下，增加对活动的忍受度。前 2 周给予超声波及运动 3 次 / 周，接着 2 周为 2 次 / 周，同时强调主动执行，观察居家计划及何时终止超声波。患者在 1 个月后和医师有约诊。康复潜力良好。

物理治疗师：李 ××

记录时间：2015 年 1 月 2 日

三、 康复治疗处方

康复治疗处方是有资质的康复医师或康复治疗师依据患者的损伤或功能障碍所开立的康复治疗医嘱。在康复治疗处方中，应有患者一般情况、病史摘要、功能诊断、治疗目的、具体实施方法（如治疗部位、治疗种类、剂量、时间、频度、次数、强度、疗程）、注意事项、签名和日期等。

（一）康复治疗处方的种类

康复治疗的种类较多，因此，康复治疗处方一般可分为以下几种：①运动疗法处方；②牵引疗法处方；③推拿、按摩处方；④物理因子治疗处方；⑤作业疗法处方；⑥言语疗法处方；⑦心理疗法处方；⑧中医传统疗法处方；⑨假肢、矫形器、辅助器具处方；⑩轮椅处方。

（二）不同康复治疗处方的内容

由于康复治疗的种类各异，治疗的目的和要求也不同，因此，对各种治疗处方的具体内容要求也有不同，如物理因子治疗处方中的电疗应注明电流频率、电极大小、治疗部位、电流强度、持续时间、治疗频率、疗程等；牵引疗法应写明牵引的部位、重量、方式、时间、角度、疗程等；运动疗法、作业疗法、言语疗法等都有不同的具体要求，请参考有关章节。

治疗处方能为治疗和医疗质控管理提供永久记录，也可为疗效评定提供参考依据。

第二节　康复医学科门诊、病房、治疗室工作常规

一、康复医学科门诊工作常规

1. 康复医学科门诊医师接待门诊或转诊的患者，应认真询问患者一般资料、病史，进行相应的体格检查、必要的实验室检查和影像学检查，经过分析做出明确诊断后，确定康复治疗方案，并在门诊病历上简要书写和记录临床诊断、康复评定、康复治疗项目，然后填写各种康复项目的治疗单，请患者交费后到相应治疗室进行治疗。需要住院的患者予以办理相关手续收入病房，对不适宜进行本科治疗的患者应介绍其就诊其他相关科室。

2. 康复医学科门诊也接收临床各科医师确诊后需要进行康复治疗的患者，一般由该科医师在门诊病历上写明诊断、临床就诊经过和转诊意见，嘱患者挂号后到康复医学科就诊，经康复医学科医师接诊，分析明确临床诊断后，进行康复评定，确定康复治疗方案后到相应治疗室治疗。

3. 康复医学科门诊患者自行中断治疗时间间隔 1 周以上者，应按初诊手续经医生接诊，确定是否按原方案或重新制定康复治疗方案继续治疗。

4. 康复医学科治疗师接到治疗单后做出相应的记录，安排具体治疗时间，为患者进行康复治疗。

5. 康复医学科医师应对接受治疗的患者定期复查，了解治疗效果及病情变化，修改康复治疗方案，记录复查情况。

6. 疗程完成后，治疗师应对治疗效果进行初步的评定，并请患者到本科门诊复查，以决定是否继续进行康复治疗。

二、康复医学科病房工作常规

（一）康复医学科病房管理工作常规

1. 康复医学科病房医师接待患者范围：康复医学科门诊医师收入院患者、临床各科医师确诊需要进行康复治疗的患者和急诊医师收入院患者。

2. 规范康复医学科出入院流程，并告知患者及家属，以方便患者就医，各医院康复医学科可根据自己科室的具体情况拟定方便、适用的出入院流程。康复医学科病房出入院一般流程如下：

入院流程：由康复医学科医生开具入院通知→住院处交费办理入院手续→将入院手续交回康复医学科护士办公室→主管护士安排床位，通知值班医生→值班医生问诊、查体、康复评定，制定康复治疗计划及具体康复治疗项目，开医嘱、完成康复入院病历。

出院流程：由康复医学科主管医生通知出院并交代相关注意事项→康复医学科医生开具出院证明→通知护士办公室主管护士办理出院相关手续→到住院处结算住院费用→回病房清点物品，出示发票后离开。

3. **康复医学科患者入院接待工作**

（1）康复医学科病房工作人员接到住院处电话得知有住院患者时，由主管护士安排床位，准备床单和患者所需物品。

（2）迎接新患者：主管护士安排患者到床位休息后，尽快告知值班医生，进行问诊、查体、康复评定并开医嘱，完善各项检查，确定治疗方案，完成住院
病历。护士评估患者并给予相应护理措施，做好记录。

（3）护士执行医嘱并按《分级护理》及时对患者进行护理。

（4）如遇抢救患者，护士应沉着冷静与医生密切配合，操作轻稳准确。

（5）如患者的皮肤脏污，应及时清洁并换上患者服装，冬季注意保暖，防止受凉。

（6）重症患者应留一名陪护人员，以便询问病史并及时与家属沟通。患者的贵重物品交家属保管。

（7）主管护士询问患者的病情和一般情况，向患者及陪护介绍病区环境，有关规章制度，使患者尽快适应环境。

（8）填写住院病历及各种卡片，做好入院登记，认真详细地填写各种护理文件。

（9）完成患者的护理评估，检测体温、脉搏、呼吸、血压、体重，了解患者病史、健康状况、药物过敏史等，制定护理计划。

4. 在治疗前，通过问诊、查体和初期康复评定，掌握患者各种功能障碍程度、致残原因和残存功能，以此为依据，预测康复的预后情况，拟订患者康复的短期、长期目标，制定行之有效的康复治疗计划和方案，进行全面康复治疗。康复治疗到一定阶段（一般为一个月）后，进行中期康复评定，判定治疗效果，调整短期目标，调整治疗计划，制定新的治疗方案，继续进行康复治疗，通过反复再评定，确认患者恢复已达最佳状态。治疗结束后，对患者进行末期康复评定，决定患者今后的去向，功能恢复到可从事某种职业即回归社会，或回归家庭。

（二）康复医学科病房医师工作常规

1. 康复医师必须向患者说明病情、诊疗计划及社保报销情况，签署自费协议书、授权委托书、康复治疗知情同意书；对瘫痪、骨折、骨质疏松、老年、儿童等感觉运动障碍患者必须在病历中强调专人陪护，以防跌倒、骨折、脑卒中再发等意外情况发生。

2. 康复值班医师必须参加每日晨交班，必须在交班本上记录本班特殊情况并亲手移交给下一班值班医师。每日交班内容有：①新入院患者主诉、病史、临床诊断、功能诊断（重点评定内容）、康复治疗目标和方法；②病情变化的患者、治疗方案变动的患者；③因故临时停止治疗的患者。

3. 严格执行三级医师查房制度

（1）科主任（主任医师）查房制度

1）每周查房1~2次，应有主治医师、住院医师、康复治疗师、进修医师、实习医师、护士长和有关人员参加；节假日必须有副主任医师以上职称医生坚持查房。

2）审查新入院病人的诊疗计划，决定特殊检查、新的治疗方法及参加全科会诊。

3）抽查医嘱、病历、康复评定、康复计划及护理质量，发现缺陷，改正错误，指导实践，不断提高医疗水平。

4）选择典型、特殊病例进行教学查房，以不断提高下级医师的医疗业务水平。

5）听取医师、护士对医疗、护理工作及管理方面的意见，提出解决问题的办法或建议，以提高管理水平。

（2）主治医师查房制度

1）每日查房一次，应有本病房住院医师或进修医师、康复治疗师、实习医生、责任护士参加。

2）对所主管病人分组进行系统查房，确定诊断、治疗方案、康复计划和进一步检查措施，了解

患者的病情变化并进行疗效评定。

3）如有住院医师请示应及时查看病人，提出有效和切实可行的处理措施。

4）对新入院病人应召开初期康复评定会，进行康复评定，与康复治疗师共同制定康复治疗方案，对治疗效果不好的病例，进行重点检查与讨论，查明原因，调整治疗方案。

5）对常见病、多发病和其他典型病例进行每周一次的查房、指导，结合实际，系统讲解，不断提高下级医师的业务水平。

6）系统检查病历和各项医疗记录，详细了解诊疗进度和医嘱执行情况，严密观察治疗效果等，及时发现问题和处理问题。

7）检查住院医师、进修医师医嘱，避免和杜绝医疗差错事故的发生，签发会诊单、特殊检查申请单、特殊药品处方，检查病历首页并签字。

8）决定病人的出院、转科、转院等问题。

9）注意倾听医护人员和病人对医疗、护理、生活饮食以及医院管理等各方面的意见，协助护士长做好病房管理。

（3）住院医师查房制度

1）对所管的病人每日至少查房一次，发现病情变化及时处理。

2）及时查看并修改实习医师书写的病历和各种医疗记录，审查和签发实习医师处方和化验检查单，落实会诊意见并分析各项检查结果的临床意义。

3）向实习医师讲解诊断要点、体检方法、治疗原则、疗效判定及医疗操作要点。

4）检查当日医嘱执行情况、病人饮食及生活情况，并主动征求病人对医疗、护理和管理方面的意见。

5）做好上级医师查房的各项准备工作，介绍病情或报告病例。

三、康复医学科治疗室工作常规

（一）康复医学科物理治疗室工作常规

1. 康复医学科运动治疗室工作常规

（1）凡需运动治疗患者，由康复医学科医生填写治疗申请单。

（2）运动治疗室的工作人员根据患者疾病的特点和患者的具体情况，制定合适的运动治疗方案。

（3）对患者的功能状况进行定期评估，并做好详细记录，分析患者存在的问题，确定康复治疗目标，制定康复计划及措施。

（4）在治疗过程中要密切观察、了解患者的情况和反应，并向患者交代注意事项和自我观察的方法，取得患者的配合。

（5）管理好运动治疗室的普通装备及功能训练器械，经常维修、保养、确保治疗安全。

（6）运动治疗室工作人员要不断学习国内外先进的治疗技术和方法，以提高自身的康复治疗水平。

（7）保持治疗室清洁，不得在治疗室内吸烟、喧哗。

2. 康复医学科理疗治疗室工作常规

（1）治疗师做好开诊前准备工作，如备好仪器设备、电极、衬垫，打开设备的预热开关等。

（2）康复治疗前应仔细核对患者姓名、康复治疗种类、方法、部位、剂量、时间，按照医嘱及康复治疗单要求进行康复治疗，向患者交代康复治疗中应有的感觉反应及注意事项，治疗过程中注意观察患者反应，经常巡视，了解情况，发现问题及时处理。

（3）严格执行各种康复治疗操作规范，防止医疗事故发生。

（4）患者进行治疗结束后，工作人员负责记载治疗日期、剂量、时间、有无不良反应，并签名。

（5）所有患者康复治疗结束后，应关好仪器设备，切断电源，并注意关好门窗、水电等设施。

（6）对各种仪器与设备、用品、药品应分工负责管理，定期检查、领取、更换、维修与保养、报废等。

（二）康复医学科作业治疗室工作常规

1. 凡需作业治疗患者，由康复医学科医生填写治疗申请单。

2. 作业治疗室的工作人员根据患者疾病的特点和患者的具体情况，制定合适的作业治疗方案。

3. 对患者的功能状况进行定期评估，并做好详细记录，以确定患者的问题，拟订康复治疗计划及康复措施。

4. 在治疗过程中要密切观察、了解患者的情况和反应，并向患者交代注意事项和自我观察的方法，取得患者的配合。

5. 管理好作业治疗室的各种作业训练器械，经常维修、保养，确保治疗安全。

6. 作业治疗室工作人员要不断学习国内外先进的治疗技术和方法以提高自身的康复治疗水平。

（三）康复医学科言语治疗室工作常规

1. 收集患者的临床专科资料，根据患者的实际情况，需语言治疗的患者，由康复医学科医生填写治疗申请单。

2. 言语治疗室的工作人员对患者进行言语表达功能检查后，进行评定分级，制定合适的治疗方案。

3. 做好相关记录，对患者的功能状况进行定期评估。

4. 在治疗过程中要密切观察患者的情况，注意采用多样的训练方式，避免长期枯燥乏味的训练。

5. 做好消毒工作，经常清洁、保养治疗设备，并定期进行维修、检测，以确保安全使用。

6. 保持治疗室清洁，不得在治疗室内吸烟、喧哗。

7. 言语治疗室工作人员要不断学习国内外先进的治疗技术和方法以提高自身的康复治疗水平。

（四）康复医学科康复工程治疗室工作常规

1. 康复工程治疗师应熟悉需要安装假肢、矫形器或辅助器具的患者的病情，对装配假肢、矫形器或辅助器具的部位进行评定，为患者提出可行性建议和合理化方案，进而为患者选择适合的制作材料及假肢、矫形器或辅助器具。

2. 对就诊的患者做好登记管理工作。

3. 制作安装假肢矫形器前需向患者及家属讲解相关事项、解答患者疑惑，并签署相关知情同意书。

4. 治疗师制作假肢矫形器时应根据确定的设计方案，并严格按照假肢矫形器行业标准和制作规范，结合患者的实际情况为患者制作出高质量的假肢或矫形器。

5. 指导、帮助患者穿脱假肢或矫形器等并进行相关训练，交代注意事项。

6. 对患者进行定期随访，了解安装后情况，若出现假肢或矫形器穿戴不合适，应及时进行调整或修改。

（五）康复医学科传统疗法治疗室工作常规

1. 医师应认真、详细询问患者病情，明确诊断及辨证分型。要以功能为向导、注重全面康复。传统疗法包括中药、针灸、推拿、拔罐、刮痧、气功以及传统太极拳、八段锦等。

2. 结合患者病情，选取适宜的治疗方法。

3. 开具中药处方应注意配伍原则；针灸、推拿等操作应严格遵守操作规程。

4. 经常对诊疗器械进行消毒及检查，及时清除损坏的器械，确保诊疗安全。

5. 保持诊室干净整洁，营造良好的就医环境。

6. 传统疗法治疗室工作人员要不断学习国内外先进的治疗技术和方法以提高自身的诊疗水平。

第三节　分层分级管理及转诊

一、 分层分级管理

为贯彻落实《中共中央、国务院关于深化医药卫生体制改革的意见》（中发〔2009〕6号）提出的"注重预防、治疗、康复三者结合"的要求，逐步构建分层级、分阶段的康复医疗服务体系，在全国6个城市开展试点工作。研究建立综合医院康复医学科、康复医院（含以康复医疗服务为主的综合医院）城乡基层医疗卫生机构三者间的分工协作机制，明确各个层级康复医疗服务的定位和功能属性，发挥它们各自的功能。使患者在服务体系中流动、上下的转诊，探索实现分层级医疗、分阶段康复的有效工作模式。

（一）分层管理

分三层管理即综合医院的康复医学科管理、康复中心管理、社区管理。

1. **康复医学科**　康复医学科是在康复医学理论指导下，应用功能评定和物理治疗、作业治疗、言语治疗、心理康复、传统康复治疗、康复工程等康复医学诊断和治疗技术，为患者提供全面、系统的康复医学专业诊疗服务的临床科室。科室设置中应有康复病房，康复治疗室和康复门诊，主要对象是急性伤病后住院期间的患者，当急性伤病或术后患者的生命体征稳定时，应及时开展早期康复。康复医学科一方面将符合指征的患者收入康复医学科病房，另一方面与其他临床各科合作，派出康复医学治疗组到其他科病房开展早期康复，康复门诊也随访康复病房出院患者。

康复医学科与康复医疗中心、社区卫生服务中心建立起康复医学网络，及时把完成早期康复的患者转送出去，使患者能继续得到康复服务。

康复医学科既要承担教学、科研的各项任务，还要负责指导和培训康复医疗中心和社区卫生服务中心的康复医学工作人员。

2. **康复中心**　康复中心为一独立的康复治疗机构，设有康复病床，附属有康复医学门诊部。康复中心一般建于自然条件较好的地方，有较完善的康复设施，包括系统的功能测试设备和各种康复治疗科室。由康复医师、有关学科的临床医师、物理治疗、作业治疗、心理治疗、语言治疗、康复工程等专业技术人员组成康复治疗组，为患者进行临床诊断，功能评定，制定康复计划，进行综合的康复治疗。部分康复医疗中心也承担康复医学的教学和科研任务。

康复中心可以是综合性的兼收各科康复患者；也可以是专科性的，例如脑瘫康复中心、骨科康复中心、心血管康复中心、脊髓损伤康复中心、精神病康复中心等。

康复医疗中心都与一些急症医院和社区内的卫生服务中心保持联系。绝大多数住院康复患者来自这些急症医院，一小部分患者来自社区卫生服务中心。经康复医疗中心康复的患者有些可以回归家庭，有些则需转诊社区卫生服务中心，继续进行康复治疗。

3. 社区康复 社区是指患者居住地区，如农村的乡镇、村二级地区，城市中的街道、居委会。无论是急诊医院或是康复医疗中心出院的大部分患者，还是社区内需要康复的对象，都需要社区层次的继续康复治疗的指导。社区康复是指"在社区的层面上采取的康复措施，这些措施是利用和依靠社区的人力资源而实施的，包括依靠有病损、弱能、残障的人员本身，以及他们所在的家庭和社区。"

（二）分级康复

分为三级康复。"一级康复"是指患者早期在医院急诊室或相关科室的常规治疗及早期康复治疗；"二级康复"是指患者在综合医院的康复医学科或康复中心进行的康复治疗；"三级康复"是指

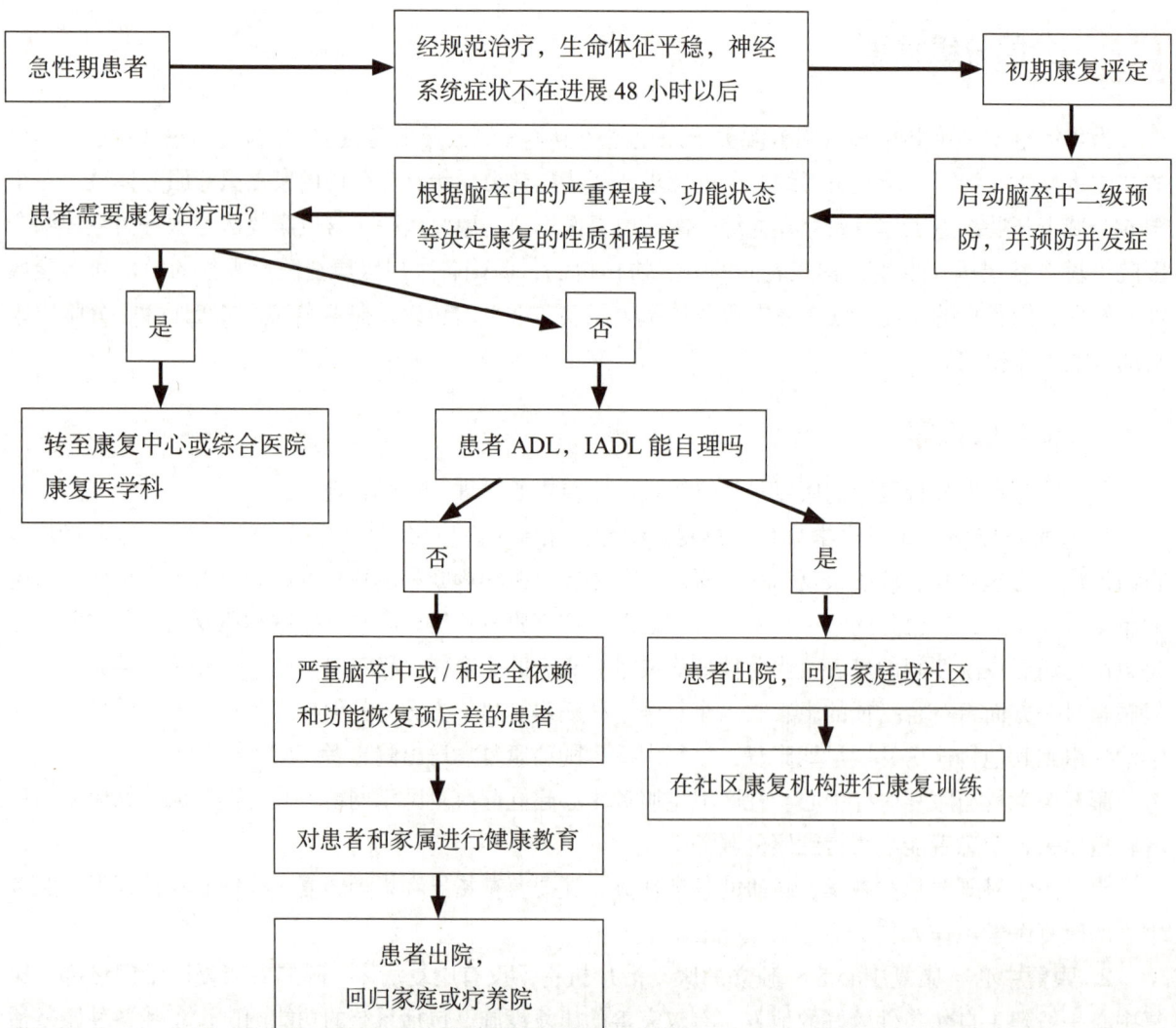

图 11-1　一级康复

在社区或家庭中的继续康复治疗。

1. 一级康复——疾病的早期康复 一级康复是指患者早期在医院急诊室或相关科室的常规治疗及早期康复治疗。例如脑卒中发病后急性期治疗按治疗指南进行。在急性期预防脑卒中再发和并发症是最重要的，鼓励患者建立信心，重新开始自理活动。初期评定侧重病情严重程度的评价，并发症的评价和预防，功能残疾的评价等。

早期康复多在发病后 2 周以内开始。如脑卒中患者卧床期，应进行关节被动活动，良肢位摆放，保持早期床边坐位和坐位平衡训练。治疗后如果患者能够痊愈，或者出院后只需要康复指导即可在家庭或社区进行康复训练，或直接出院回家。当患者生活自理困难，日常生活大部分需要其他人帮助时，或者出院后得不到康复指导或社区康复训练，建议患者转移至康复医学科或专门的康复中心继续进行康复。见图 11-1（以脑卒中为例）。

2. 二级康复——恢复期的康复 二级康复一般在综合医院的康复医学科和康复中心进行，患者转入综合医院的康复医学科和康复中心后，最初由康复医生采集病史，对患者进行全身检查和功能评价，对运动、感觉、交流、认知、ADL 等进行筛查。依据筛查结果，决定康复小组成员。康复小组成员各行其责对患者进行检查，然后召开康复小组评定会，根据患者的整体情况，制定康复计划并开始实施治疗。如脑卒中患者二级康复的训练内容主要是坐位平衡、移动、站立、重心转移、跨

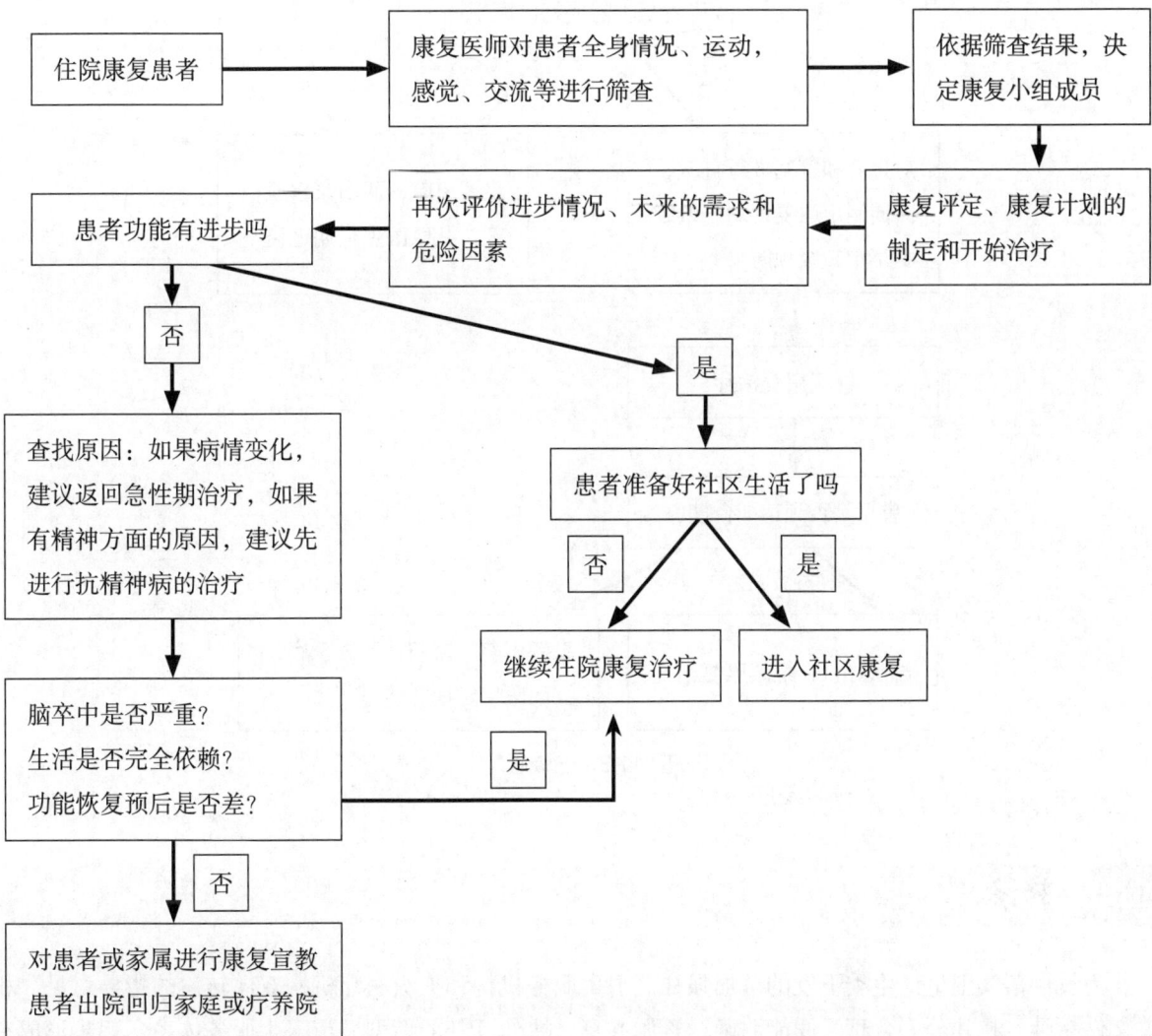

图 11-2 二级康复

步、日常生活能力（进食、更衣、排泄等）以及全身协调性训练、立位平衡、实用步行、手杖使用及上下楼梯等。经过一段时间的功能训练，再次对患者进行康复效果评价。如果效果不好，要查找原因，以便决定下一步措施。如果患者治疗有效且为进入社区康复做好了准备，就可以进入社区进行康复。如果不能回归社区生活，建议继续住院康复治疗。见图11-2（以脑卒中为例）。

3. 三级康复——社区康复　三级康复是指在社区或家庭中的继续康复治疗。患者经过一段时间专业康复后，如果可以进行社区生活，就可以考虑让患者出院。在条件允许情况下，社区康复医生亲自参加专业康复后的末期评价，康复医生应对患者诊治经过有一个总结和评价，明确出院后的康复治疗计划。社区康复医生在二级康复的基础上，根据患者居住环境条件制定康复计划并负责实施治疗。如果患者功能恢复到平台期，可以对患者及其家属进行康复宣教，保持患者在家中进行常规的锻炼以维持功能。如果患者功能仍有改善的空间，建议再次评价患者的功能，制定新的康复计划并继续康复治疗。见图11-3（以脑卒中为例）。

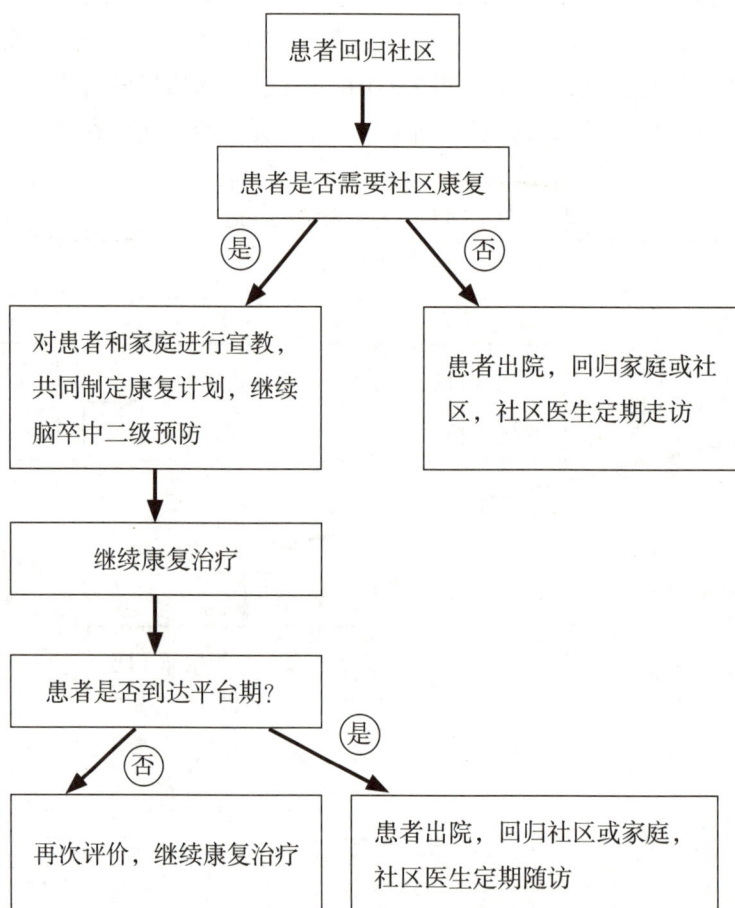

图 11-3　三级康复

二、转诊

为贯彻落实卫生计生委下发的"加强社区卫生服务机构和上级医疗机构双向转诊的指导意见"相关文件精神，构建分工合理，职能明确，资源共享，协作互补的新型城市卫生服务体系，逐步形成有序的医疗服务格局，各地出台了双向转诊的保障措施。

上级医疗机构作为社区卫生服务中心的支援单位，并建立双向转诊制度，加强医疗技术指导，提高双向转诊病人诊疗质量。根据受援单位的功能和需要，定期安排高中级康复专业技术人员到社区中心进行病例会诊，带教，培训。为下转病人的治疗和康复提供技术指导，同时为下级医疗机构康复医护人员进修提供方便。帮助社区卫生服务中心提高医疗服务质量，技术水平和管理能力。

双向转诊制度的实施，使在上级医疗机构康复治疗的患者能够及时转回社区康复中心，得到有效的后续康复治疗，也使社区中心的疑难康复患者及时转诊至上级医疗机构进行有效治疗，为社区中心解决实际困难。医院和社区医疗康复双向转诊流程见图11-4。

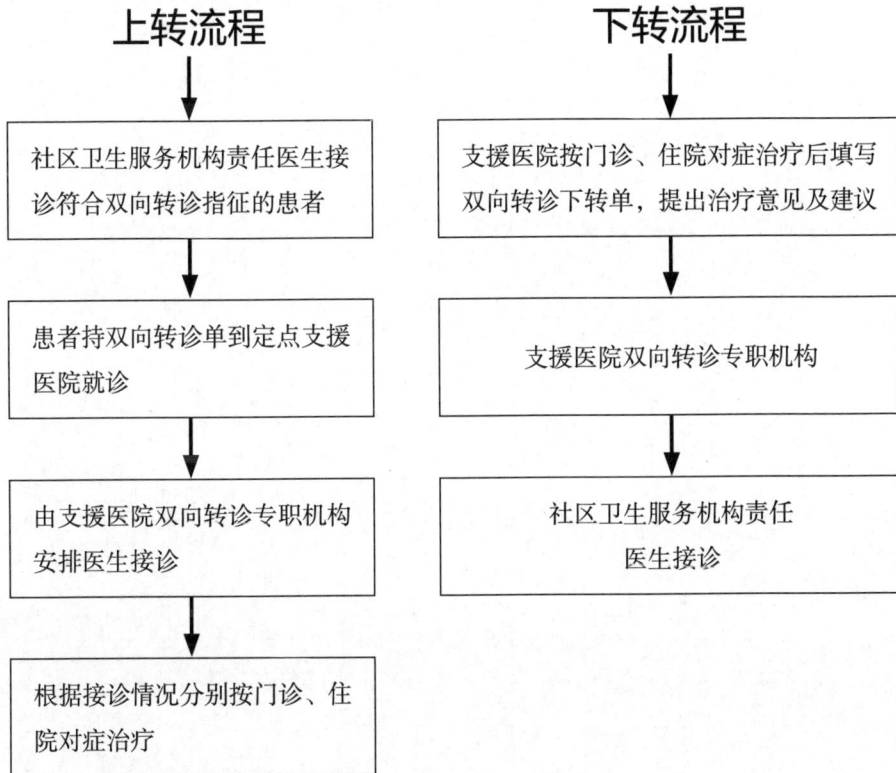

图 11-4　双向转诊流程

转诊中所涉及的问题

1. 提高社区居民康复知识是必要环节　许多居民不愿意到社区进行康复，其中部分原因是他们对于康复医疗服务的认知程度不高。应扩大宣传提高知晓率。

各社区中心和社区卫生服务站要充分利用宣传日请有关专家在辖区进行宣传，开展相关康复知识讲座，例如脑卒中、骨关节病等常见疾病防治。利用居民健康教育大课堂向居民讲授脑卒中的康复治疗、腰痛的康复治疗、骨性关节炎的自我保健等相关内容并发放健康教育宣传材料。各社区站每月进行一次康复健康教育课，内容包括：康复器材的使用、脑卒中恢复期的康复、肢体的摆放、腰痛的康复训练、颈椎病的康复训练、脑卒中的康复及预防等。

2. 康复网络信息共享平台不可缺少　在社区康复的发展过程中网络信息化的快速发展起到了重要的推动作用。康复网络信息共享平台既便于各社区卫生服务中心和社区卫生服务站对辖区内的患者进行疾病分类管理、流行病学调查、健康宣教等，同时也可以进行各康复医疗机构之间的实时信息交流、远程会诊、疑难病例讨论等，为快速地进行疾病的诊断及制订合理的治疗方案，提高专业人员的知识水平，双向转诊创造了便利条件。

在信息共享平台开展的同时还应当开设健康咨询平台，由相关专业人员与患者进行互动交流。这样可以有效简化患者的就诊程序，减少患者转移至大医院的交通成本，提高便利性，减低医疗费用，特别是对于生活在农村地区的有康复需求的人群尤为重要，使得百姓获得有用的健康相关知识，加强自我管理。

（李　奎　傅照华　张丽华）

推荐阅读

[1] 张文昌 . 预防医学 . 北京：人民卫生出版社，2012.

[2] 杨永朝，孙振海，李秀宏，等 . 实用公共卫生学 . 北京：中国石化出版社，2012.

[3] 邱卓英 .《国际功能、残疾和健康分类》研究总论 . 中国康复理论与实践，2003；9（1）：2-5.

[4] 朱平，邱卓英 .《国际功能、残疾和健康分类》临床医生用检查表 . 中国康复理论与实践，2003,9（1）：35-37.

[5] Stucki G, Cieza A, Ewert T, et al. Application of the International Classification of Functioning, Disability and Health (ICF) in clinical practice. DisabilRehabil，2002,24(5):281-282.

[6] Stucki G. International Classification of Functioning, Disability, and Health (ICF): a promising framework and classification for rehabilitation medicine. American journal of physical medicine & rehabilitation.2005,84(10):733-740.

[7] Stucki G. ICF linking rules: an update based on lessons learned. J Rehabil Med,2005,37:212-218.

[8] Stucki G, Boonen A, Tugwell P, et al. The World Health Organization International Classification of Functioning, Disability and Health: a conceptual model and interface for the OMERACT process.JRheumatol，2007,34(3):600–606.

[9] Cieza A, Hilfiker R, BoonenA, et al. Items from patient-oriented instruments can be integrated into interval scales to operationalize categories of the International Classification of Functioning, Disability and Health. Journal of clinical epidemiology, 2009,62(9):912-921.

[10] Kohler F, Selb M, Escorpizo R, et al. Towards the Joint Use of ICD and ICF: A Call for Contribution. J Rehab Med, 2012;44(10):805-810

[11] Cieza A, Oberhauser C, Bickenbach J, et al.Towards a minimal generic set of domains of functioning and health. BMC Public Health, 2014, 14(1):218-226.

[12] Prodinger B, Cieza A, Oberhauser C, et al. The ICF Rehabilitation Set: A minimal generic set of domains for rehabilitation as a health strategy. Under review. 2015.

[13] Delisa JA. 康复医学——理论与实践 . 南登昆，郭正成，译 . 西安：世界图书出版公司，2004.

[14] 孙福川，王明旭 . 医学伦理学 .4 版 . 北京：人民卫生出版社，2013.

[15] 杨学宁，吴一龙 . 临床证据水平分级和推荐级别 . 循证医学 . 2003, 3（2）: 111-113.

[16] 中国社会科学院语言研究所词典编辑室 . 现代汉语词典 .5 版 . 北京：商务印书馆，2005.

[17] 李琰，李幼平，兰礼吉，等 . 循证医学的证据特征研究及其伦理学分析 . 医学与哲学,2014,35（12A- 总 514）：39-42.

[18] 卓大宏 . 综合医院康复医学科建设的发展与提高 . 中国临床康复 , 2005, 9(1): 7.

[19] 燕铁斌 . 物理治疗学 . 北京：人民卫生出版社，2013：534.

[20] 何成奇 . 康复医学科管理指南 . 北京：人民军医出版社，2009.

[21] 励建安 . 康复医学 . 北京：科学出版社，2008.

[22] 胡永善，戴红 . 社区康复 .2 版 . 北京：人民卫生出版社，2006.

[23] 燕铁斌 . 康复护理学 .3 版 . 北京：人民卫生出版社，2012.

中英文名词对照索引